8살 건강이 평생 간다

자연치유력을 높이는 우리 아이 건강 프로젝트

8살 건강이
평생 간다

노영호 · 정춘근 · 신창현 · 김진욱 · 장대민 · 최창웅 지음

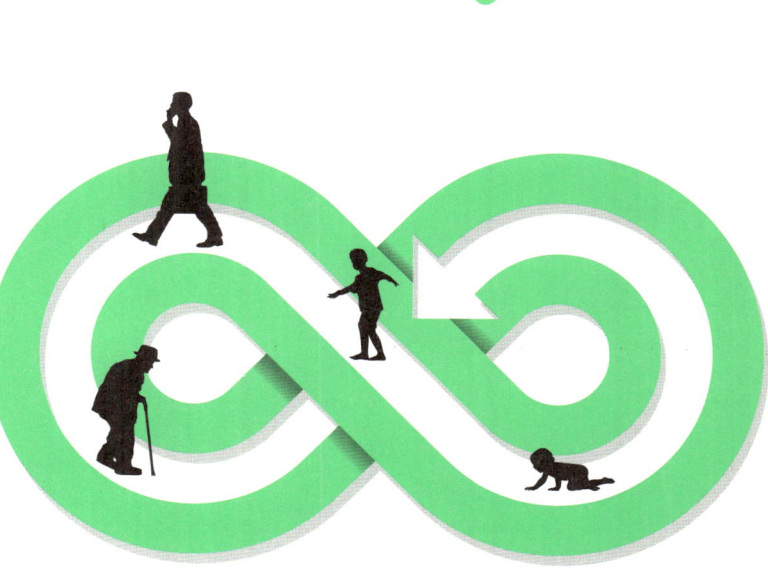

이상

8살 건강이 평생 간다

2013년 6월 20일 초판 1쇄 인쇄
2013년 6월 25일 초판 1쇄 발행

지은이	노영호, 정춘근, 신창현, 김진욱, 장대민, 최창웅
펴낸이	이상규
편집인	김훈태
디자인	차귀령
펴낸곳	이상미디어
등록번호	209-90-85645
등록일자	2008.09.30
주소	서울시 성북구 하월곡동 196
대표전화	02-913-8888
팩스	02-913-7711
E-mail	leesangbooks@gmail.com
ISBN	978-89-94478-32-6 13510

아이의 평생 건강, 어떻게 도와줄까?

저는 한의사입니다. 그것도 아이 둘을 키우는 아빠이면서 한의사지요. 한의사로서 임상을 시작하면서부터 아토피성 피부염 등의 피부 질환과 알레르기성 질환들에 관심을 가지고 있던 터에 아이들이 생기면서부터 더욱 더 마음을 쓰고 공부하게 되었습니다. 그래서 아예 적극적으로 아이들의 건강에 도움이 되었으면 하는 마음에 한방소아과를 열게 되었습니다. 그동안 참 많은 어린이들을 진료했고 뜻을 같이 하는 동료 한의사들도 생겼습니다.

그런 과정에서 제가 느끼고 고민한 것은 과연 현대의학적인, 공격적인 치료가 아이들의 건강을 평생 보장해줄 수 있을까 하는 점이었습니다. 감기로 오는 아이들, 비염으로 오는 아이들, 피부가 안 좋아서 오는 아이들 모두 하나같이 항생제나 항히스타민제, 스테로이드 제제 등의 처치를 과하게 받고 오는 경우가 많았거든요. 제가 보기에는 전혀 항생제가 필요할 것 같지 않은 질환인데도 약봉투를 보면 떡하니 항생제가 들어 있었습니다. 과연 이런 상태가 지속되면 아이의 건강에 어떤 영향을 미칠지 의구심과 고민이 깊어졌습니다.

물론 항생제 등의 현대의학적인 처치가 반드시 필요한 질환과 증상들이 있습니다. 한의학적인 치료만이 옳다고 주장할 수도 없지요. 그렇지만 가능하다면 자신의 몸을 망가뜨릴 수 있는 공격적인 치료보다는 스스로의 힘으로 질병을 이겨낼 수 있도록 도와주는 것이 아이의 건강을 위해 바람직하다고 생각합니다. 그래서 아이들이 자연스러운 치료와 관리로 건강하게 자라야 한다는 믿음을 이 땅의 많은 부모들과 공유하고자 이 책을 쓰게 되었습니다.

자연치유력이 평생 건강을 결정한다

아이들이건 어른이건 우리 몸에는 내재된 힘이 있습니다. 바로 자연치유력이지요. 유아·아동기는 이 자연치유력을 훈련하고 완성하는 시기입니다. 군대로 예를 들면 이제 막 소집되어 기초적인 군사훈련을 받고 있는 시기입니다. 이때에 제대로 훈련을 받아야 합니다. 훈련이 힘들다고 요령을 피운다면 결국 자신의 몸조차 제대로 챙기지 못하는 나약한 군인이 되겠지요.

그런데 현대의학적인 치료 중 많은 부분은 이 훈련을 대신해 줍니다. 스스로 질환과 맞서야 하는 상황에서 공격적인 외부의 힘이 대신 싸워주는 거지요. 물론 이렇게 대신 싸워주면 자신의 힘을 소비하지 않는 이점이 있습니다. 다만 훈련을 못한 대가로 다음번에는 더욱 강력한 지원군이 필요하게 됩니다. 이것이 바로 외부의 힘에 의

한 현대의학의 공격적 치료의 맹점입니다. 하나의 항생제가 듣지 않게 되면 다른 항생제, 그것도 듣지 않으면 또 다른 항생제……. 이런 과정을 반복하다 보니 결국 슈퍼박테리아라는, 항생제가 듣지 않는 강력한 적군도 등장했습니다. 과연 이러한 치료가 건강에 도움이 되는 길일까요?

한의학적인 치료는 우리 콕 대신 싸워주지 않습니다. 다만 도와줄 뿐입니다. 우리 몸 스스로 싸우도록 이끌어줄 뿐입니다. 효과적으로 싸우는 법, 싸우다 지치지 않는 법 등을 알려주는 치료가 한의학적이고 자연적인 치료입니다. 필요하면 싸움에 필요한 물자도 가져다 줍니다.

공격적이지 않은 자연적인 치료는 더디게 보일 수도 있습니다. 공격적인 치료로 즉각적인 효과를 보고자 하는 사람에게는 답답할 수도 있지요. 그러나 기초가 튼튼해야 높은 건물을 지을 수 있듯이 스스로 싸우는 법과 훈련하는 법을 터득한 몸은 웬만한 질병에는 맞서 싸울 수 있는 자연치유력을 얻게 됩니다. 지금 우리의 아이들은 앞으로 최소한 70년 이상을 더 살아가야 합니다. 지금 당장의 감기나 콧물이 문제가 아니라 이보다 더 큰 질병과 맞서 싸워 이겨낼 수 있는 힘을 키우는 것이 더 중요하지 않을까요?

한의학적인 치료는 대신 싸워주는 치료가 아니라 도와주는 치료라고 했습니다. 그럼 제대로 도와주기 위한 조건은 무엇일까요? 바로 도움을 받을 상대가 무엇을 필요로 하는지 정확히 알아야 합니다. 그리고 싸움의 상대도 명확히 알아야 합니다. 그래서 질병과 사람에 따라 치료 방법은 각각 달라져야 합니다. 치료의 원칙이 같더라도 구체적인 방법은 차이가 생깁니다. 이것이 바로 서양의학적인 치료와 한의학의 자연적인 치료의 가장 큰 차이점입니다.

서양의학은 질병을 다룰 때 환자의 특성을 도외시하는 경향이 있습니다. 하지만 한의학적인 관점에서 보면 하나의 질병일지라도 인체의 반응은 제각기 다릅니다. 같은 감기라도 어떤 사람은 코감기, 다른 사람은 목감기에 자주 걸리기도 합니다. 같은 목감기라도 어떤 사람은 열이 없는데 다른 사람은 열이 나는 식이지요. 이에 대한 한의학적인 처치는 각각 다릅니다. 따라서 한의학에서는 같은 감기라도 획일적인 감기약을 처방하지 않습니다. 질병에 대한 사람의 반응이 제각각일진대 과연 질병을 중심으로 하는 치료가 옳은 것일까요? 질병과 사람의 상호 작용을 중점으로 보는 치료가 필요한 이유입니다.

자연치유력은 질병에 대한 사람의 반응을 말합니다. 자연치유력이 약한 사람은 같은 질병이라도 자연치유력이 강한 사람에 비해 더욱 심한 증상을 앓게 되고 치유도 늦어지며 경우에 따라서는 후유증이 남기도 합니다. 스스로 질병에 대해 대항하고 적응하며 치유해 가는 자연치유력을 존중하고 이를 최대한 발휘하도록 도와주는 것이 사람을 건강하게 하는 첫 번째 열쇠입니다.

부모가 제대로 알아야 한다

이 책에서는 우리 몸이 가지고 있는 자연치유력을 설명하고, 한의학의 기본적인 관점들을 쉽게 설명함으로써 부모들이 편안하게 한의학적인 처치에 다가설 수 있도록 노력했습니다. 아울러 임상에서 자주 접하게 되는 아이들의 질환을 중심으로 원인과 증상, 치료와 관리법을 알기 쉽게 설명하여 부모들이 올바른 대처를 할 수 있도록 했습니다. 또한 많은 사람들이 궁금해 하는 비만과 성장에 대해서도 제대로 이해할 수 있도록 풀어냈습니다.

부모가 제대로 알아야 아이가 건강해집니다. 열이 조금만 나도 당황하면서 병원에 갈 것이 아니라 평소 아이의 자연치유력을 끌어올릴 수 있는 식습관과 생활환경을 만들어주면 아이는 부모의 걱정을 덜어줄 것입니다. 이 책이 소중한 우리 아이들의 평생 건강에 작으나마 도움이 되기를 바랍니다.

-노영호 한의학박사 (둘리한의원 네트워크 대표원장)

차례

일러두기

이 책은 아이들에게 흔히 있는 질환들을 중심으로 한의학적인 관점에서 자연치유력을 길러줄 수 있는 구체적인 방법을 알려줍니다. 이 책에서 다루는 이야기들은 필자가 둘리한의원에서 진료하고 경험하면서 느낀 것들을 더하거나 빼지 않고 정리한 것입니다. 필자가 진료해본 경험이 없는 질환들은 다루지 않습니다. 아이들을 대상으로 하는 책에서 경험해보지 못한 질환을 이야기하는 것은 도리가 아니라고 생각합니다. 편안하게 읽어가다 보면 우리 아이들에게 어떤 치료가, 그리고 어떤 관점과 자세가 진정 도움이 되는지 이해하게 될 것입니다.

약과 병원의 함정 **01**

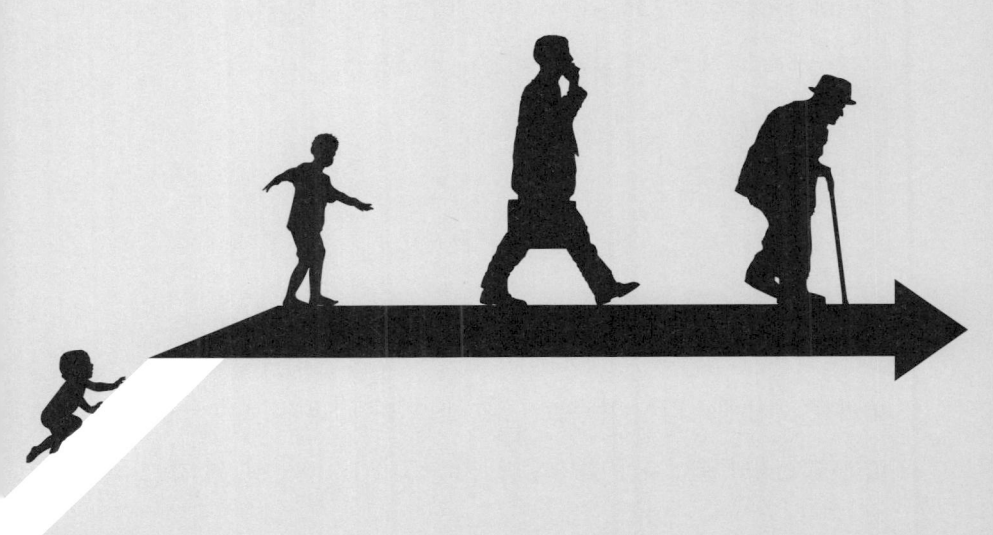

어린 시절에 흔히 앓는 질환들은 평생을 건강하게 살기 위한 훈련 과정일 수 있습니다. 즉, 생명을 좌우할 만큼 치명적이지는 않으면서 우리 몸의 자연치유력을 키우는 과정이라고 할 수 있지요. 물론 폐렴이나 몇 가지 위험한 질환도 분명히 있습니다. 여기서 말하는 것은 감기나 비염처럼 흔하면서도 치명적이지 않은 질환을 말합니다. 그렇다면, 왜 이런 질환들이 어린 시절에 많이 나타나는지, 우리는 이들에 어떻게 대처해야 하는지 알아야 합니다.

🌿 감기 때문에 소아과에 가면 빨리 나을까?

'감기 걸린 아이가 소아과에 가면 7일, 안 가면 일주일 앓고 낫는다.' 엄마들 사이에서 회자되는 우스갯소리입니다. 그러면서도 아이가 감기에 걸리면 소아과에 갑니다. 안 가도 일주일이라는데 왜 가는 걸까요? 아이가 안쓰러워서 갑니다. 또 아이에게 무언가라도 해주어야 한다는 생각에 갑니다. 혹시 놔두면 무슨 큰 병으로 발전하지는 않을까 해서 갑니다. 가서 소염제, 진해제, 해열제, 경우에 따라서는 항생제 등을 처방받그 열심히 먹입니다. 그렇게 치료하면 7일 정도 걸릴까요? 아이의 기침이나 콧물이 좀 나아질까요? 결론부터 말씀드리자면, 불행하게도 이렇게 하면 7일이 더 걸릴 수도 있습니다.

왜 그럴까요? 일단 감기라는 녀석부터 제대로 이해해야 합니다. 감기는 종류도 많고 복잡하므로 코감기를 예로 들어보겠습니다. 아이가 갑자기 맑은 콧물을 흘리면서 코도 막히고 입을 벌리고 숨을 쉽니다. 그러다가 기침을 하고 목이 붓습니다. 목이 부어서 열이 납니다. 얼마 지나지 않아 중이염이 생겼다고 합니다. 콧물도 누렇게 바뀝니다. 걱정이 돼서 소아과에 가고 항생제를 먹입니다. 이제 콧물이 좀 줄어든 듯한데 끈적끈적합니다. 아이는 코가 더 막힙니다. 여기까지 일주일이 걸립니다.

자, 이제부터는 나아져야지요? 그런데 항생제와 소염제를 지속적으로 먹고 있으니 누렇고 끈적한 콧물은 계속 유지되고 아이는 계속 코가 막혀서 입으로 숨을 쉽니다. 목구멍이 외부 공기에 직접 자극을 받으니 염증도 생기고 기침도 계속 합니다. 중이염 때문에 약을 2주간 먹으랍니다. 이쯤 되면 엄마는 지칩니다. 도대체 왜 적극적으로 치료를 하는데 나아지지 않고 비슷한 증상이 반복되는 걸까요?

모든 질병에는 자연사(自然史)라는 것이 있습니다. 영어로는

'natural course'라고 합니다. 즉 질병이 어떻게 생기고 진행되며 사라지는지 일련의 과정을 말합니다. 코감기의 자연사는 맑은 콧물에서 시작해서 누런 콧물로 흐르다가 다시 맑은 콧물로 바뀌고 나서 콧물이 줄어들어 낫는 것입니다. 감기 바이러스가 코 점막을 자극하면 일단 바이러스를 씻어내기 위해서 맑은 콧물이 나옵니다. 그런데 이 바이러스가 잘 안 씻겨나가면 본격적으로 코 점막과 싸움이 일어나면서 열이 좀 생기는데 이때 누런 콧물로 바뀝니다. 한창 전투를 해서 이제 바이러스를 코 점막에서 물리치면서 마무리를 해야겠지요? 그때 다시 맑은 콧물이 흘러 잔해를 청소합니다. 그리고 낫습니다. 이게 코감기의 자연사입니다.

문제는 공격적이고 적극적인 치료가 이 자연사를 방해한다는 것입니다. 바이러스가 점막을 자극해서 맑은 콧물이 나오는 순간, 즉 우리 몸이 대응을 시작한 순간에 콧물이 나오지 않게 하는 약물이 투입됩니다. 콧물이 나오면 불편하니까요. 얼핏 감기가 나은 듯한데 바이러스는 콧물의 저항을 받지 않고 점막 깊숙이 침투합니다. 안되겠다 싶어 싸움이 시작됩니다. 이때 소염제가 투입되고 항생제가 투입됩니다. 이미 일차적인 방어선이 무너진 마당에 대신 싸워주러 온 것이지요.

내 몸의 저항력은 뒷짐 지고 있는 상태에서 당연히 전투력은 약화됩니다. 밀고 당기기를 반복하고 누런 콧물도 많이 나오지 못하면서 진득하게 바뀝니다. 이쯤에서 편도선이 붓습니다. 열이 나지요.

해열제가 투입되어 열을 떨어뜨립니다. 이제 우리 몸은 전의를 상실합니다.

이제부터 소염제, 항생제, 해열제 등과 바이러스의 싸움이 됩니다. 증상은 변화와 악화를 반복하고 나을 기미가 보이지 않습니다. 그러다가 결국 소염제와 항생제 등이 이기면 우리 몸은 상처뿐인 영광을 안고 감기에서 벗어납니다. 그리고 다음에 다시 감기에 걸리면 '또 지원군이 오겠지' 하면서 저항할 의지를 상실합니다.

과연 이런 공격적이고 적극적인 치료가 도움이 될까요? 폐렴이나 급성 인후두염 같은 위기 상황에서는 지원군이 필요할 수 있습니다. 하지만 일반적인 감기에서 지원군은 필요없습니다. 차라리 감기의 자연사가 잘 진행되도록 하는 것은 어떨까요?

맑은 콧물이 나오기 시작하면 몸을 따뜻하게 하고 뜨거운 수증기를 쐬어서 코 점막이 원활히 활동하도록 돕는 편이 좋습니다. 여기서 바이러스가 퇴각하지 않고 누런 콧물이 나오는 본격적인 싸움이 시작되었다면 잘 먹고 잘 자고 잘 쉬고 하면서 누런 콧물의 배출이 쉽게 되도록 식염수 등으로 세척하고 따뜻하게 해줍시다. 전투에서 승리해서 다시 맑은 콧물이 나온다면 행복에 겨운 마음으로 감기를 이겨냈음을 축하해주면 됩니다.

한의학적인 처치는 이러한 질병의 자연사에 중점을 둡니다. 우리 몸이 질병을 이겨내기 위해서 취하는 조치를 적극적으로 돕습니다. 맑은 콧물이 나온다면 코의 점막에 충분한 혈액을 공급하고 몸이 지치지 않도록 도와주는 약재를 처방하고 처치가 행해집니다. 코의 점막이 왕성하게 활동해서 바이러스를 효과적으로 퇴치하도록 돕는 것이지요. 누런 콧물이 나올 때에도, 다시 맑은 콧물이 나올 때에도 마찬가지입니다. 우리 몸이 질병에 대항하여 보이는 증상은 나쁜 것이 아닙니다. 발열이나 기침, 설사, 구토도 모두 마찬가지입니다.

감기의 자연사가 잘 진행되도록 자연적인 처치를 한다면 감기는 일주일이면 대부분 좋아집니다. 길어도 열흘입니다. 감기는 보통 2~3일마다 증상이 바뀝니다. 증상이 바뀐다는 것은 우리 몸의 반응이 바뀌었다는 것을 의미하며, 도와주어야 할 내용도 달라져야 합니다. 따라서 감기의 경우 2~3일 간격으로 3~4회 정도 진료를 받으면 자연스럽게 낫습니다.

거의 매달 한의원에 출석도장 찍듯이 오던 아이가 어느 순간인가부터 수개월에 한번, 나중에는 일 년에 한두 번 올까말까 할 정도입니다. 아이의 몸이 감기를 잊은 것이지요.

🍃 평생 건강을 위한 아이들의 예행연습

어린이에게 흔하게 생기는 질환에는 감기와 비염, 복통과 설사 등이 있습니다. 또 벅벅 긁고 피나고 짓무르는 아토피성 피부염이나 습진 같은 피부질환이 있습니다. 다른 한편으로는 수족구병 같은 전염성 질환도 있습니다.

이들 질환들을 가만히 살펴보면 한 가지 공통점이 있는데요, 바로 생명을 위협할 만큼 치명적이지는 않다는 것입니다. 물론 독감이나 폐렴 등의 치사율(질병에 걸린 사람이 사망에 이르는 비율)이 높은 질환도 있지만 여기서 이야기하고자 하는 질환에서는 제외합니다. 하지만 이런 치사율이 높은 질환들도 현대의학의 발달로 치사율이 낮아지고 있다는 점은 매우 다행스런 일입니다.

어린 시절에 흔히 겪는 질환들의 특징은 일반적으로 그 정도가 가벼우면서 생명을 크게 위협하지 않는다는 점입니다. 또 한 가지 특이한 점은 이런 질환들이 성인들에게서는 흔하지 않다는 것입니다. 물론 성인형 아토피성 피부이나 비염으로 고생하는 사람들도 있습니다. 그러나 같은 수의 인구로 대비해보면 성인들의 유병률(한 집단의 인구 중 해당 질환에 걸린 사람의 비율)은 어린이의 유병률에 비해 현저히 낮습니다. 어린이는 일 년에도 몇 차례씩 감기에 걸릴 수 있지만 성인은 그렇지 않습니다. 대신에 성인들에게는 흔히 성인병이라고 불리는 고혈압, 당뇨, 갑상선 이상 같은 질환이 더 많지요.

이렇게 어린 시절에 흔한 질환들을 겪고 난 성인들은 같은 질환에는 잘 걸리지 않습니다. 그 이유는 생명체의 특성에서 찾을 수 있습니다. 생명체는 생존에 방해가 되는 것에는 격렬하게 저항하지요. 그런데 평생을 살아가면서 가장 생명을 위협하는 존재는 바로 외부로부터 오는 병적인 자극들입니다. 감기 바이러스, 알레르기 유발 물질, 장염 바이러스 등이지요. 그래서 어린 시절에 이런 질병에 대한 저항력과 면역력을 기르고 훈련할 필요가 있습니다. 치명적이지 않을 정도로 겪어가면서 훈련을 제대로 해야 한다는 것이지요. 권투 선수가 초보 시절부터 세계챔피언과 연습경기를 할 수는 없지 않겠습니까?

어린 시절에 자주 겪게 되는 불편한 증상들은 단지 평생의 건강을 보장해주기 위해서 겪는 기초 훈련이고 예행연습이라고 받아들이세요. 그런 증상들을 외부의 도움으로 없애기 위해 노력하지 마십시오. 스스로 겪고 이겨내는 경험이 그 아이의 평생 건강을 좌우합니다.

사람의 몸은 그리 연약하지 않습니다. 수조 개에 이르는 세포들이 유기적이고도 효과적으로 기능하면서 협조하고 살아가는 존재입니다. 셀 수 없이 많은 세포들이 각각의 역할을 맡아서 생명 자체의 목적, 즉 생존이라는 하나의 목적을 위해 노력하고 살아가지요. 이들은 하나의 국가와 같아서 각각 맡은 역할이 있고 또 서로 협조하는 역할이 정해져 있습니다. 그 중 외부로부터 오는 질병에 대항하는 부서가 바로 면역체계입니다. 현대의학이 현재까지 밝혀낸 바로도 이 면역체계는 대단히 정교하고 복잡합니다. 질병을 일으키는 인자를 탐지하는 세포부터 직접 싸우는 세포, 그리고 뒤처리를 담당하는 세포 등이 매우 정교하게 작동하고 있습니다.

이런 면역체계에는 사람이 수 만 년을 살아오면서 겪었던 일반적인 질병들에 대한 해답이 기록되어 있습니다. 그래서 어떤 상황에 어떻게 대처해야 하는지를 잘 알고 있습니다. 감기나 배탈, 상처에 어떻게 대처하는지 말이지요. 그래서 우리 몸은 전통적인 질병에 대해서는 잘 대응합니다. 성인이 되어서 가벼운 감기에 걸렸을 때 굳이 감기약을 먹지 않아도 시간이 되면 낫고, 음식을 잘못 먹어서 배탈이 나도 며칠 설사하고 나면 자연히 낫습니다. 이렇게 우리 몸에 기억된 질병에 대한 대처 방법을 최대한 도와주는 것이 올바른 치료이고 자연적인 치료입니다. 설사를 할 때 지사제를 투여하는 것은 우리 몸의 반응을 억제하고 거꾸로 가는 치료라는 것이지요.

우리 몸의 대응 방법을 믿고 따를 필요가 있습니다. 우리 몸은 질병에 호락호락하지 않습니다. 그런데도 왜 많은 사람들이 질병으로 죽어가는 것일까요? 무엇보다 우리 몸이 대응해가는 과정을 기다리지 못하고 빨리 낫고자 하는 욕심에 무리한 치료를 해서 우리 몸의 대응력을 해치기 때문입니다. 게다가 우리 몸이 가지고 있는 대응체계에 속하지 않는 새로운 자극요인이 너무 많아서 예전에는 볼 수 없던 질병이 생겨나고 있기 때문입니다.

🌿 낯선 질병들의 습격

현대에 들어서면서 사람이 사는 환경은 점차 자연으로부터 멀어지고 있습니다. 불과 100년 전만 하더라도 지금처럼 여기저기 공장이 있지 않았고 콘크리트 도시도 없었지요. 우리가 입는 옷, 먹는 음식 모두 그냥 자연에서 얻는 것들이었습니다. 또 사회적인 관계도 현대에 비해서는 매우 단순했습니다. 즉 옛날에는 사람과의 관계에서 오는 스트레스가 요즘에 비해서 상대적으로 적었습니다. 그래서 전염병이 유행하는 시기를 제외하고는 생명을 위협하는 질병이 그다지 많지 않았지요.

그러나 현대 사회에 접어들면서 사람의 몸은 위기를 맞이합니다. 우선 사람에게 친숙하지 않은 물질들이 넘쳐납니다. 최근 유행하는 기능성 옷들은 모두 화학섬유로 만들어졌습니다. 우리 몸이 과거에는 겪어보지 못한 소재들이지요. 우리가 일상에서 먹는 음식은 유기농 무농약 식재료로 조미료 없이 요리되었을까요? 혹시 원료가 무엇인지 알 수도 없는 인스턴트식품과 패스트푸드를 먹었나요? 당신이 잠자는 방의 우아한 실크벽지의 원료는 무엇일까요? 실크벽지는 실크가 아니라 비닐로 만들어집니다. 그 방에 열이 가해지면 뭐가 나올까요? 이렇듯 우리 몸을 둘러싸고 새로운 물질들로 인해 우리 몸이 받는 스트레스는 늘어만 갑니다.

게다가 요즘에는 사회적인 관계도 매우 복잡합니다. 학교와 가족,

회사생활에서 새로운 관계를 맺고 자신이 취해야 할 적절한 태도와 자세가 있고, 그것을 적절히 하지 못하면 갈등이 생기고 스트레스를 받습니다. 정신의 감기라고 하는 우울증이 증가하고 그 스트레스가 잘못 표출되어서 사회적인 문제를 일으키기도 합니다. 사람의 몸은 정신의 지배를 받으니, 스트레스가 많은 정신은 몸을 괴롭히게 되고, 몸은 과부하가 걸립니다. 이래저래 괴로운 처지에 놓이는 것이지요.

우리 몸은 스트레스를 받게 되면 그 스트레스에 대항하기 위해서 신체의 대사량을 증가시키고 에너지를 집중해서 이겨냅니다. 물론 그 과정에서 피로감을 느끼기도 하지만 휴식과 수면을 통해 곧 회복합니다. 문제는 스트레스가 장기간 지속되는 경우인데요, 우리 몸이 스트레스에 대항해서 에너지를 집중하고 대사량을 늘리는 데는 한계가 있기 때문에 장기적으로 지속적인 스트레스에 노출되면 오히려 대사량을 줄이고 에너지를 분산시키게 됩니다. 왜냐구요? 살아남아야 하니까요. 말하자면 스트레스에 항복하고 '알아서 기는' 몸 상태가 됩니다. 이때 만성피로증후군 같은 만성적인 질환이 생기고 맙니다.

그렇다면 알레르기성 질환은 왜 증가하는 것일까요? 우리 몸은 외부의 자극에 대해서 적절하게 대처하는 법을 알고 있습니다. 하지만 요즘에는 그 대처법을 알지 못하는 물질들이 너무 많아졌습니다. 따라서 면역체계가 우왕좌왕하게 됩니다. 면역력이 약하지는 않은

데 그 대처법을 몰라 우왕좌왕하는 것입니다.

한의원에서 상담하다 보면, 면역력이 약해서 알레르기성 질환에 걸린다고 생각하는 사람들이 많은데 그렇지 않습니다. 면역력이 약한 것이 아니라 자극에 대한 대처방법을 몰라서 헤매는 것이 알레르기입니다. 사는 곳, 입는 것, 먹는 것 모두가 도통 겪어보지 못한 것들뿐입니다. 매일 새로운 사람을 만나는 것보다 힘든 스트레스를 우리 몸은 매일 겪고 있는 것이지요.

물론 과거에 이런 질환들이 없었던 것은 아닙니다. 그러나 만성질환과 알레르기성 질환의 유병률(한 집단의 인구 중 해당 질환에 걸린 사람의 비율)이 과거에 비해 갑자기 증가했다는 점에 주목해야 합니다.

🍃 완치보다 관리가 중요하다

현대 사회에서 들어서면서 증가하는 만성 질환과 알레르기성 질환들의 공통점은 바로 완치라는 개념을 적용하기가 매우 어렵다는 것입니다. 이들 질환들은 단순히 외부로부터의 감염이나 특정 원인으로 인하여 발생하는 것이 아닙니다. 외부의 지속적인 자극에 의해서, 또는 우리 몸 내부의 자체적인 문제로 인해서 균형이 깨지기 때문에 발생합니다.

고혈압을 예로 들어보겠습니다. 현대 의학에서는 안정 시에 적정

혈압이 120~80mmHg 정도라고 합니다. 이를 넘어서면 고혈압 진단을 내리고 현저히 낮으면 저혈압 진단을 내립니다. 혈압은 심장이 우리 몸에 혈액을 보내주는 압력입니다. 이 압력이 높아지는 이유가 뭘까요? 물론 현대 의학적으로 혈압에 관여하는 조절 호르몬들이 있다는 것은 밝혀져 있습니다.

그럼 이런 호르몬들이나 혈압조절에 관여하는 기능들이 항진되어 고혈압이 생기는 근본적인 요인이 있지 않을까요? 맞습니다. 우리 몸이 보다 많은 혈액을 필요로 하기 때문입니다. 왜 많은 혈액이 필요할까요? 기능을 항진시켜서 에너지를 많이 내야 하기 때문입니다. 왜 에너지가 많이 필요할까요? 스트레스에 대항하기 위해서입니다. 드라마에서 흔히 보는, 열 받는 일이 있을 때 뒷목 잡고 쓰러지는 경우이지요.

그럼 고혈압을 가진 사람이 혈압을 정상으로 떨어뜨리려면 어떻게 해야 할까요? 물론 스트레스를 안 받으면 됩니다. 그런데 그게 불가능하지요. 그래서 현대 의학에서는 인위적으로 혈압을 조절하는 약물을 투여합니다. 몸에서는 많은 혈액이 필요한데 혈압을 떨어뜨리면 결국 몸에서는 필요한 곳에 혈액이 부족한 상황이 생기겠지만, 고혈압으로 인한 위험성이 너무 크기 때문에 어쩔 수 없이 조치를 하는 것입니다.

흔히 혈압약을 복용하기 시작하면 평생 복용해야 한다고 합니다. 결국 평생 신경 쓰고 관리해야 한다는 것을 의미합니다. 물론, 과체중인 고혈압 환자가 체중을 줄이고, 운동 부족인 환자는 운동 좀 하고, 기름진 음식을 많이 먹는 환자는 채식을 하고, 스트레스 많은 환자는 스트레스를 좀 줄이는 적극적인 관리가 따른다면 고혈압이 사라질 수도 있습니다. 이러한 적극적인 관리를 하지 않으면 고혈압이 다시 찾아오는 것은 시간문제지요. 그래서 고혈압은 약물로 완치하는 질환이 아니라 스스로의 노력으로 관리하는 질환입니다.

마찬가지로 알레르기성 비염이나 아토피성 피부염, 알레르기성 천식도 완치하기 매우 어려운 질환들입니다. 우리 몸 스스로가 알아서 완치하는 경우를 제외하면 말이지요. 알레르기성 질환을 가진 사람들 중에 간혹 어느 날인가부터 알레르기 증상이 사라진 사람들이 있습니다. 아주 흔하게는 임신과 출산을 전후해서 잘 벌어지는 현상이기도 합니다. 임신 전에 알레르기성 비염이 심했던 산모가 출산하면서 비염이 없어졌다고 하는 경우지요. 반대의 경우도 물론 있습니다. 어쨌거나 이런 형태로 알레르기성 질환은 변화합니다.

현대의학에서 알레르기성 질환으로 인한 증상과 고통을 줄여주는 방법은 많이 연구되어 있습니다. 하지만 알레르기성 질환을 완치하는 방법은 아직 없습니다. 알레르기성 비염을 치료할 때, 환자나 보호자에게 강조하는 것은 한의사가 완치해줄 수는 없다는 점입니다. 물론 치료를 잘 하면 점차 증상이 개선될 수 있다는 것을 강조할 뿐, 알레르기성 비염이 완치된다고 말할 수는 없습니다. 완치는 환자의 몸이 알아서 합니다. 다만 한의학도 치료를 도와줄 뿐이고 환자의 노력에 따라서 완치 여부가 결정됩니다.

결국 현대사회에서는 완치의 개념을 적용하기 매우 힘든 만성 질환이나 알레르기성 질환들이 증가하고 있으며 스스로의 관리가 매우 중요한 요인으로 작용합니다. 불편한 증상이나 통증은 전문적인 도움으로 줄어들 수 있으나 그 질환의 완치 여부는 환자 자신의 몫입니다.

이런 과정에서 우리 몸에 자연적인 치유력이 없다면 어떤 상황이 벌어질까요? 아무리 좋은 방법으로 관리를 해도 결국은 악화될 수밖에 없습니다. 단순한 감기로도 사망에 이를 수 있겠지요. 감기에 걸렸는데 자연치유력을 작동할 만큼 체력이 좋지 않아서 결국 폐렴이나 기타 합병증이 유발되고 심각한 상황으로 치닫게 되는 것입니다. 그러나 자연치유력이 충분하다면 감기에 걸렸을 때 잘 쉬면서 충분한 영양을 섭취하는 것만으로도 우리 몸은 감기에서 벗어날 수 있습니다.

우리는 한의학이든 현대의학이든 전문적인 도움을 받아 질병의 악화를 막고 불편한 증상들을 줄일 수 있습니다. 그러나 궁극적으로는 스스로 자연치유력을 극대화해서 질병에서 벗어나야 합니다. 물론, 자연치유력을 극대화하는 올바른 방법은 한의사나 의사의 전문적인 도움을 받아야 합니다. 그릇된 방법은 오히려 질병의 악화와 나쁜 결과를 가져올 수 있으니까요.

🌿 빨리 낫는다는 것의 함정

한의원에서 임상을 하다 보면 이런 이야기를 자주 듣습니다. "우리 아이가 감기에 걸려서 빨리 나으려고 소아과에 다녀왔어요. 소아과에서 항생제 받아서 며칠 먹었는데 낫질 않네요." 앞에서도 말했듯이 감기에 항생제를 쓴다고 빨리 낫는 것은 아닙니다. 오히려 감기의 자연사(自然史)를 방해해서 자연스럽게 낫는 과정을 늦출 수도 있고 심하면 다른 합병증을 불러올 수도 있지요. 최소한 우리 몸의 치료와 관련된 것들은 느린 것이 좋습니다. 갑작스런 변화에 적응하려니 우리 몸은 결국 부작용을 일으키고 지치게 됩니다.

흔히 이런 말을 합니다. "의사들 하는 말은 다 똑같지. 스트레스 받지 말고 푹 쉬래. 근데 어떻게 쉬어? 스트레스 안 받고 어떻게 살아? 당장 종합감기약이라도 먹고 빨리 나아야지." 현대 사회에서 스트레스 없이 살기란 집먼지 진드기가 없는 곳에서 사는 것만큼이나 힘들고 어려운 일이니까요. 그렇지만 약에 의지해서 빨리 나으려고 하는 것이 과연 빨리 낫는 길일까요? 약의 작용으로 증상이 완화되면 그것은 정말 나은 것일까요?

아이가 감기에 걸리면 엄마나 아빠는 힘들어하는 아이를 보면서 어떻게든 빨리 그 증상을 없애주려는 마음에 약이 좀 독하더라도 소아과에서 처방을 받아 먹입니다. 그런데 대부분의 경우는 기대와 달리 증상이 빨리 사라지지 않습니다. 오히려 자연스럽게 진행하던 감기 증상이 변화되어 낫지도 않고 심해지지도 않으면서 오래 지속됩니다. 예를 들어 '콧물은 멎었는데 기침을 한 달째 하고 있어요.' 하는 식으로 말이지요.

이런 아이들이 한의원에 찾아오면 난감해집니다. 전형적인 감기 증상이 보이지 않기 때문이지요. 그래서 우선 전형적인 감기 증상이 나타날 수 있도록 처방하고 치료합니다. 결과적으로 아이의 감기는 치료되지만 상처뿐인 영광이 되기 쉽습니다. 처음 감기증상이 나타났을 때, 엄마 아빠가 조금만 느긋하게 생각하고 아이의 자연치유력이 발휘되도록 조치했다면 그 감기를 계기로 한층 강해진 자연치유력을 얻었을 텐데 말이지요. 물론, 자연치유력을 믿는다고 감기를 방치하라는 말은 아닙니다. 자연치유력을 도와서 자연스럽게 치유되도록 전문가의 도움을 받아야 합니다.

어떤 질병이든, 어떤 증상이든 그것을 극복하고자 하는 힘이 자연치유력입니다. 그런데 우리 몸의 자연치유력이 제대로 발휘되려면 시간이 필요합니다. 이 시간을 기다리는 느긋함이 없으면 자연치유력은 발휘되기 어렵습니다. 또 자연치유력은 충분한 에너지가 공급되어야 적절히 작용할 수 있습니다.

자연치유력은 우리 몸을 건강하게 하고 질병을 이겨내려는 힘들의 집합입니다. 따라서 평소에 자연치유력을 관리해서 충분한 능력을 갖춰야 질병이 찾아왔을 때 낭패를 면할 수 있습니다. 그렇다면 자연치유력이 잘 발휘되게 하려면 어떻게 해야 할까요?

1. 잘 먹고 잘 싸기

우리 몸의 입부터 식도, 위, 소장, 대장, 항문까지는 몸속에 들어 있지만 몸 밖에 있는 것과 마찬가지입니다. 하나의 관이 몸을 관통하고 있는 것이지요. 도넛이나 튜브를 생각해보면 이해하기 쉽습니다. 외부의 음식물이 지나가는 통로이며, 우리 몸이 외부 환경과 끊임없이 접촉하는 부분입니다.

그래서 잘 먹고 잘 싼다는 것은 우리 몸이 외부 환경과 별다른 무리 없이 잘 지내고 있다는 뜻입니다. 한의학에서 양명병(陽明病)이라는 개념이 있습니다. 양명은 소화기를 의미하는데, 소화기에 생기는 병들의 분류를 양명병이라고 합니다. 그런데 이 양명병이 거의 감기의 분류와 증상과 비슷하게 맞아 들어갑니다. 그래서 한의학에서는 장염도 감기의 일종으로 봅니다. 식체, 즉 소화불량이나 위경련 등도 감기의 일종으로 볼 수 있겠지요. 외부 환경과의 부조화에서 오는 증상들이니까요.

어쨌든 잘 먹고 잘 싼다는 것은 우리 몸이 외부 환경과 잘 지내고 있다는 증거이기도 하고, 나아가 우리 몸의 에너지 공급이 잘 되고 있다는 뜻입니다. 자연치유력은 우리 몸의 에너지를 바탕으로 발휘됩니다. 에너지 공급이 없으면 자연치유력은 말라버립니다. 신선한 양질의 음식을 먹고 변비가 생기지 않도록 노력하는 것이 자연치유력을 키우는 기본 조건입니다.

2. 잘 자기

사람의 몸에서는 자는 동안 여러 가지 일들이 일어납니다. 가장 중요한 것은 뇌와 몸이 쉬는 것이지요. 또한 낮의 활동으로 인해 미뤄 두었던 여러 가지 대사도 일어납니다. 체력도 회복하고요. 스트레스로 인해 어지러워졌던 몸을 정리하는 상태가 바로 수면입니다.

잠에 들면, 우리 몸의 혈액은 대부분 내장기관으로 돌아갑니다. 대사를 하고 청소도 하고 준비를 합니다. 잠에서 깨면 다시 골격근 쪽으로 나와서 활동을 준비합니다. 그래서 자고 일어나서 기지개를 펴면 몸에 좋습니다. 기지개로 인해 골격근으로의 혈액 공급이 빨라지거든요.

잠을 충분히 편안하게 자지 못하면 우리 몸은 긴장상태를 계속 유지하는 것과 같습니다. 과부하가 걸리게 되고 쉽게 지칩니다. 당장 오늘이 힘든데 내일을 위해 비축하기는 더 어렵겠지요? 우리 몸이 힘들면 자연치유력을 비축하기가 어려워집니다. 그래서 잠을 잘 자는 것이 중요합니다.

아이들의 건강에서도 수면은 매우 중요합니다. 자다가 깨서 울고 보채는 증상을 야제(夜啼, 밤에 운다)라고 하거든요. 감기에 잘 걸리는 아이들은 이런 증상이 있는지 먼저 살펴봐야 합니다. 잠만 잘 자도 감기에 걸릴 확률은 낮아집니다. 야제가 아니더라도 비염으로 인해 잠을 잘 못 자는 아이들도 있습니다. 이런 경우는 비염을 개선시켜서 잘 자게 해주면 훨씬 건강해집니다.

3. 잘 움직이기

사람은 동물입니다. 동물은 움직이는 생명체라는 뜻이지요. 따라서 움직임이 적으면 안 됩니다. 우리 몸의 각 장기와 구조들은 모두 잘 움직이라고 만들어진 것입니다. 뇌도 마찬가지입니다. 우리 뇌는 잘 걷고, 잘 매달리고, 잘 뛰고, 잘 사냥하는 움직임을 위해 중요한 역할을 합니다. 공부는 그 다음 일이지요. 그런데 신기하게도 체육활동이 아이들 뇌 발달에 필수적이라고 합니다. 미국이나 영국의 대학생들, 특히 명문 대학의 학생들을 보면 대부분 한두 가지 스포츠는 프로선수 수준으로 하고 있습니다. 그들은 대학에서 운동을 배운 것이 아니지요. 이처럼 꾸준한 스포츠 활동이 뇌의 발달에 기여하기도 합니다.

머리 좋은 아이를 원한다면 잘 뛰어놀게 하고 꾸준하게 운동을 시키는 것이 좋습니다. 움직임은 골격근과 관절, 뼈를 자극하고 심폐의 활동을 강화하고 대사량과 혈류량도 증가시킵니다. 이런 과정을 통해서 체력이 증진되고 자연치유력의 바탕을 만듭니다.

쉽게 지치는 사람에게서 왕성한 자연치유력을 기대할 수는 없는 것 아닐까요? 굳이 스포츠 활동이 아니더라도 몸을 움직여야 합니다. 방을 청소하거나 식사를 준비하는 신체활동이 모두 운동이니까요. 가까운 거리는 웬만하면 걷는 것도 좋습니다. 우리 몸은 움직이지 않는 만큼 자연치유력이 감소됩니다.

4. 전문가의 적절한 도움

마지막으로, 자연치유력을 키우려면 전문가의 도움이 필요합니다. 우리 몸이 질병에 대항하는 반응이 적절한 것인지, 그렇지 않고 질병의 힘에 끌려가는 반응인지를 판별해줄 전문가가 필요합니다. 또한 우리 몸의 적절한 반응을 격려하고 힘이 커지도록 도와줄 전문가가 필요합니다. 그 전문가는 우리 몸과 질병을 잘 이해하고 있어야 하면서 자연치유력을 도와 질병을 이겨내는 구체적이고 효과적인 방법에도 정통해야 합니다.

그런 전문가를 우리 주변에서 쉽게 찾을 수 있는데, 바로 한의사들입니다. 한의학은 자연에서부터 시작한 의학입니다. 한의학이 가지고 있는 치료법들은 대부분이 공격적이지 않은 자연친화적인 방법들입니다.

한의학에서 보는 질병은 몸의 건강 상태가 무너진 이상 상태입니다. 정상적이지 않은 상태를 질병으로 보는 것이지요. 따라서 한의학적 치료법들은 몸을 정상적인 상태로 회복시키는 것에 중점을 둡니다. 물론 그 과정에 필요하면 공격적인 치료법들도 사용됩니다. 하지만 목적은 정상 상태, 즉 건강한 상태로 되돌리는 것입니다.

질병에 걸렸을 때 방치하는 것이 자연치유력을 키우는 방법은 아닙니다. 전문가의 도움을 받아 자신의 몸이 원래부터 가지고 있는 자연치유력을 높이는 방법을 적극적으로 생활 속에서 실천해야 합니다.

건강을 지키는 3가지 힘

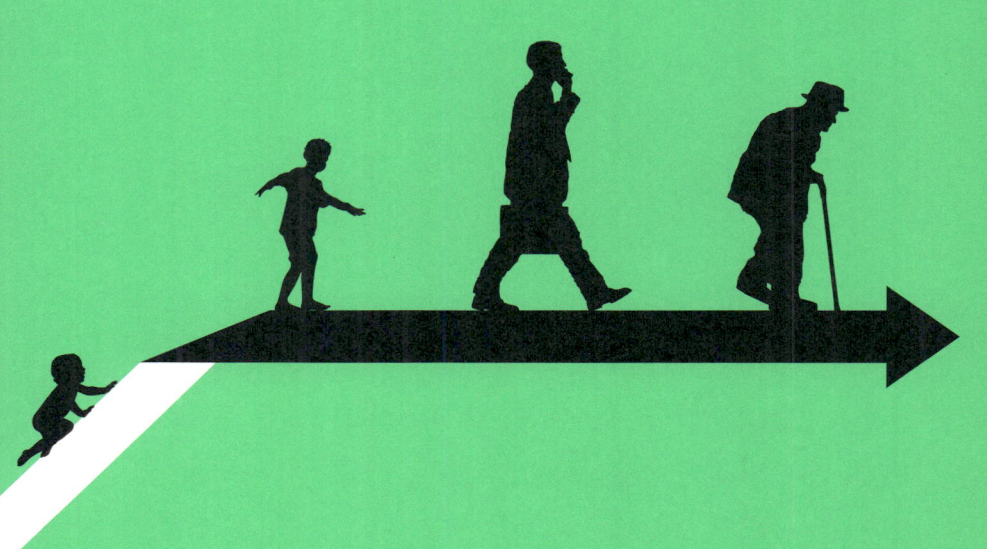

이번 장에서는 자연치유력을 구성하는 힘들에 대해서 살펴보겠습니다. 자연치유력이란 우리 몸을 건강하게 하는 힘들이 합쳐져 발휘됩니다. 평소 우리 몸에 작용하고 있는 힘들에 대해서 올바로 이해하는 것이 바로 자연치유력을 키우는 밑거름입니다. 우리 몸을 건강하게 하는 힘은 크게 면역력, 항상성, 체력으로 나눠 생각할 수 있습니다.

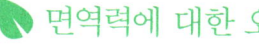 면역력에 대한 오해와 진실

최근 들어서 면역력을 강화해준다는 제품들의 광고가 홍수처럼 쏟아지고 있습니다. 면역력을 강화하면 질병에 걸리지도 않을뿐더러 걸려도 빨리 낫는다는 식으로 광고를 하고 있지요. 과연 그럴까요? 면역력이 강화되면 질병에 걸리지 않을까요?

예를 들어 보겠습니다. 저는 아토피성 피부염을 앓고 있는 아이들을 많이 진료해 왔습니다. 그런데 이런 아이들에게는 공통점이 있습니다. 바로 면역력 강화에 도움이 된다는 건강 보조 식품들을 많이 먹고 있다는 점이지요. 그리고 엄마들의 이야기는 한결같습니다. "아토피성 피부염은 면역이 약해서 생기는 거잖아요. 그래서 면역강화 제품들을 먹으면 좋아질 것 같아서요."

알레르기성 비염 환자의 경우에도 같은 이야기를 반복합니다. "면역이 약해서 생겼대요. 면역을 강화하고 체질을 바꿔야 한다네요." 아토피성 피부염이나 알레르기성 비염 환자의 보호자들은 대개 같은 인식을 가지그 있는 듯합니다.

그런데 문제는 이 아이들이 저에게 진료를 의뢰하기 전부터 면역 강화 제품들을 복용해왔다는 점입니다. 면역이 약해서 생긴 아토피성 피부염이나 알레르기성 비염이라면 면역이 강화되면 나아야 하는 것 아닐까요?

알레르기성 비염이나 아토피성 피부염이 무조건 면역력이 약해서 생겼다고 받아들이는 것은 잘못입니다. 면역강화 제품들을 맹신하고 지나치게 많은 돈을 들일 필요도 없습니다. 차라리 그 비용으로 제대로 된 의학적인 도움을 받는 것이 훨씬 현명한 일입니다.

면역에 대한 오해가 생긴 가장 큰 원인은 광고매체 때문입니다. 자신의 제품을 홍보하기 위해서 하는 것이 광고인데, 면역력에 대한 내용이 일반인들에게 오해를 심어주고 있는 것이지요. 면역력이 강화되면 질병에 걸리지 않는다는 식으로 오해하게끔 광고가 만들어집니다. 또한 면역력이 만병통치가 되는 것처럼 내용을 부풀려서 광고하기도 합니다.

면역력은 질병에 걸리지 않는 힘이 아닙니다. 면역력만 있으면 어떤 질병도 이겨낼 수 있는 것도 아닙니다. 면역력은 자연치유력을 구성하는 한 힘이며 나름의 역할이 있을 뿐입니다.

면역력의 사전적 의미는 '사람이나 동물의 몸을 병원균이나 독소 등의 항원(抗元)이 공격할 때 이에 저항하는 능력'이라고 되어 있습니다. 즉 면역력은 질병에 걸리지 않는 힘이 아니라 질병에 대항하는 힘이라는 뜻이고, 그 중에서도 감기나 전염병 등 외부의 인자로 인한 질병에 저항하는 능력이라는 뜻입니다. 그러니까 고혈압이나 당뇨 등 만성적인 대사성 질환이나 내부적인 문제로 일어나는 질환에는 별다른 의미를 가지지 못하는 힘입니다. 건강을 저해하고 질병을 부르는 생활습관, 식습관을 고수하면서 면역력만 키운다고 질병에 걸리지 않는 것은 아니라는 말입니다.

좁은 의미에서의 면역력, 즉 의학적인 의미에서의 면역력은 한번 걸렸던 외감성 질환에 다시 걸리지 않는 힘을 뜻합니다. 예방접종과 비슷한 역할을 하지요. 유행성 이하선염 예방접종을 받은 사람은 유행성 이하선염에 걸리지 않습니다. 간염 예방접종을 정해진 스케줄대로 받은 사람은 간염에 걸리지 않습니다. 이처럼 특정한 하나의 원인, 특히 바이러스나 병원균에 대해서 우리가 한번 겪어 획득하게 되는 힘을 좁은 의미의 면역력이라고 합니다.

현대의학의 성과 중 하나는 예방접종이라는 방법을 통해서 인위적으로 특정 질환에 대한 면역을 우리 몸이 습득할 수 있게 했다는 점입니다. 특히 치사율이 높은 전염성 질환들에 대한 예방접종은 평균수명을 늘리고 건강하게 살 수 있는 기초를 마련했다는 점에서 높이 평가해야 합니다.

예방접종은 1:1의 면역입니다. 간염 예방접종이 독감을 막아주지는 않는 것이지요. 따라서 유행하는 모든 전염성 질환에 예방접종이 가능하다면 좋겠지만 그것은 쉽지 않습니다. 또한 인위적이든 자연적이든 한번 습득한 면역에는 유효기간이 있어서 일정 시간이 되면 면역이 소실되는 경우도 많습니다. 그래서 추가접종이라는 것이 필요하지요. 아이를 키우는 엄마들의 입장에서 감기도 예방접종이 된다면 좋겠지만 원인이 되는 바이러스가 너무 다양하고 변종이 많아서 감기에 대해서는 예방접종이 불가능합니다.

다시 말해서 면역력이라고 하는 것은 외부의 원인, 세균이나 바이러스의 침입으로 인한 질병에 대항하는 힘이고, 이렇게 대항해서 획득한 경험으로 다시는 같은 질환에 걸리지 않는 힘이 면역력입니다. 또한 이런 면역력을 발휘하는 우리 몸의 면역체계는 매우 복잡하고 정교합니다. 단순히 면역력에 좋다는 제품 한두 가지로 증강될 수 있는 성질의 것이 아닙니다.

🌿 우리 몸을 유지하는 힘, 항상성

우리 몸에는 항상 일정한 상태로 유지하려는 성질의 힘이 있습니다. 이를 항상성(恒常性, homeostasis)이라고 합니다. 항상성의 사전적인 의미는 '생체가 여러 가지 환경 변화에 대응하여 내부 상태를 일정하게 유지하는 현상이나 상태'입니다. 혈액의 일정성이나 체온 조절 따위가 그 예입니다. 항상성은 주로 신경이나 호르몬에 의하여 유지됩니다.

우리 몸의 체온이 항상 일정한 상태를 유지하는 것도 항상성의 힘이며, 갑자기 과식을 하더라도 체중이 즉시 불어나지 않고 그 영향을 완화하는 현상도 항상성의 힘입니다. 심장이 계속 박동을 해도 안정시의 혈압은 들쭉날쭉하지 않고 일정하게 유지되는 것도 항상성의 힘입니다. 항상성을 유지하는 데에는 신경계와 호르몬의 긴밀하고 복잡한 관계가 작용합니다. 면역체계와 마찬가지로, 항상성도 매우 복잡하고 정교한 기전을 가지고 유지되고 있지요.

체온을 예로 들어 보겠습니다. 우리 몸의 체온이 올라가면 뇌하수체의 체온조절중추라는 곳에서 체온을 내리기 위한 여러 조치를 취합니다. 땀구멍을 열고 땀을 많이 분비해서 체온을 식히고, 소변의 배출량을 늘려 열을 내보냅니다. 또한 호흡을 가쁘게 해서 폐를 통해서도 열이 밖으로 나가게 하지요. 이러한 일련의 과정을 통해서 체온이 내려가고 우리 몸은 정상적인 체온을 유지합니다.

반대로 체온이 정상보다 내려가면 대사량을 증가시켜 열을 발생시키고 체온을 올립니다. 이때에는 에너지가 많이 필요하므로 체온이 올라가지 않으면 결국 탈진하게 되고 저체온증으로 사망할 수도 있습니다.

이렇듯 항상성은 으리 몸을 일정한 상태, 즉 건강한 상태로 유지하고자 하는 끊임없는 조절 기능을 의미합니다. 혈압, 체온, 맥박, 체중, 호흡, 대소변 등이 모두 항상성 덕분에 일정하게 유지되고 있습니다. 그러나 항상성은 스트레스에 매우 민감하고 취약합니다.

혈압을 예로 들어보겠습니다. 약간의 스트레스가 있을 때에는 그에 대항하려는 힘으로 일시적인 고혈압이 생기는데, 이것이 해결되지 않고 지속적인 스트레스가 작용하면 우리 몸의 항상성은 고혈압 상태가 정상이라고 받아들입니다. 한 달 생활비로 100만 원을 쓰던 사람이 한두 번 120만 원을 쓰게 되면 계속 120만 원이 자신의 생활비라고 착각하는 셈이지요. 그래서 병적인 상태로 고착된 고혈압을 정상 상태로 인식해서 계속 그 혈압을 유지하려고 합니다.

체중의 경우도 마찬가지입니다. 처음 체중이 증가했을 때는 그로 인한 부담으로 항상성이 작용해서 체중을 줄이려고 하지만, 계속 체중이 증가하고 오래 유지되면 항상성은 그것이 정상 체중이라고 착각해버립니다. 그래서 체중감량을 위한 다이어트가 힘든 것이지요. 항상성을 거스르니까요. 임상에서 비만관리를 해보면 절실히 느낄 수 있습니다. 아무리 과체중이 심해도 체중이 불어난 것이 얼마 되지 않은 경우는 체중조절이 잘 됩니다. 그러나 1년 이상 과체중을 유지한 경우는 어지간한 노력으로는 체중조절이 쉽지 않습니다.

따라서 항상성을 유지하려면 평소 건강한 몸 상태를 유지하려고 노력해야 합니다. 즉, 건강한 몸 상태를 항상성이 기억하고 있어야 계속 그 상태를 유지하려는 힘이 생기는 것입니다. 병적인 상태를 정상 상태라고 항상성이 착각하게 되면 다시 정상 상태로 되돌리기가 매우 어렵습니다.

건강한 상태에서의 항상성은 건강을 지속적으로 유지하는 역할을 합니다. 그러나 만일 생명체가 질병에 걸리면 항상성은 자연치유력으로 작용하게 됩니다. 즉 병적인 상태를 건강한 상태로 되돌리려는 힘으로 나타납니다.

감기에 걸려서 열이 나는 경우를 가정해 봅시다. 체온이 상승하면 일단 땀구멍을 열어서 땀을 배출하고 체온을 내려야 합니다. 감기에 걸려서 열이 날 때 식은땀이 줄줄 나는 것은 체온을 내리기 위한 조치입니다. 항상성은 정상 체온을 유지하려고 하는데, 병적인 상태에서 열이 나기 때문에 열을 내리기 위한 자연치유력으로서 작용하는 것입니다.

장염에 의해 설사가 지속될 경우 항상성은 갈증을 느끼게 해서 수분이 몸에 공급될 수 있도록 합니다. 일정량의 수분이 몸속에 있어야 한다는 항상성의 힘 때문에 우리는 갈증을 느끼게 되고 충분한 양의 수분이 공급되면 설사가 있더라도 탈수 등의 심각한 상황에는 빠지지 않습니다. 이처럼 갈증을 느끼게 하는 것도 항상성의 힘입니다.

이런 식으로 항상성은 질병에 걸린 상태에서도 매우 중요한 기능을 합니다. 병적인 상태는 결국 정상적이지 않은 상태이므로, 항상성은 이를 바로잡아 정상적인 상태로 되돌리려는 꾸준한 노력을 하기 때문입니다. 이런 항상성의 작용은 자연치유력의 매우 중요한 부분을 차지합니다. 결과적으로는, 항상성이 잘 발휘되고 유지되도록 하는 것이 자연적인 치료의 최종 목표이니까요.

🍃 체력은 자연치유력의 바탕이다

체력이라고 하면 근육질의 운동선수를 떠올리기 쉽습니다. 체력의 기본적인 의미는 '사람의 몸이 육체적인 활동을 할 수 있는 힘'입니다. 몸을 움직여야 하는 모든 것에 체력이 필요하다는 뜻이지요. 육체적인 힘이라고도 하고 '스태미너(stamina)'라고도 합니다.

스태미너는 '어떤 활동을 지속적으로 할 수 있는 힘, 끈기, 정력'이라고 합니다. 그러니까 '체력이 좋다'는 것은 운동을 잘 한다는 뜻보다는 어떤 활동을 지속적이고 활발하게 할 수 있다는 뜻으로 해석하는 것이 옳습니다.

체력의 다른 말은 정력(精力)입니다. 정력은 말 그대로 정(精)의 힘

(力)인데요. 한의학에서 정(精)은 인체 에너지(기 : 氣)의 원천을 말합니다. 다시 말해서 정력이란 우리 몸의 기운의 바탕이 되는 힘을 의미하지요. 결과적으로 체력은 우리 몸의 생명을 유지하는 가장 기본이 되는 힘입니다.

앞에서 설명했던 면역력이나 항상성은 이런 체력을 기본 바탕으로 발휘됩니다. 체력은 사람이 움직일 수 있는 기본적인 힘인 동시에 면역력의 원천이 되고 항상성을 발휘할 수 있도록 하는 힘입니다. 체력은 외부 스트레스에 대항하는 힘으로도 작용합니다. 체력이 좋은 사람은 웬만한 스트레스에 쉽게 지치지 않습니다. 쉽게 지치지 않으면 내부의 면역력이나 항상성도 잘 유지될 수 있습니다.

그러나 체력이 저하되어 약간의 스트레스에도 지쳐버리면 면역력이나 항상성도 함께 지칩니다. 결국 질병에 대한 저항력은 약화되고 자연치유력도 힘을 잃게 됩니다. 따라서 체력은 단순히 운동을 잘하는 능력이 아니라 우리 몸을 건강하게 유지하는 가장 기본적인 힘입니다. 체력을 바탕으로 해야만 우리 몸의 여러 기능들이 건강하게 발휘됩니다.

체력을 단순히 근육의 운동능력으로 보지 않는 데는 이런 이유도 있습니다. 근육이 운동을 하려면 기본적으로 혈액이 필요합니다. 혈액의 칼슘 등이 공급되지 않으면 근육은 움직이지 못합니다. 또한 근육 운동의 결과로 생기는 젖산이나 기타 부산물도 혈액이 빨리 치워줘야 지속적으로 운동을 할 수 있습니다.

혈액 공급을 위해서는 우선 심장이 일을 해야 합니다. 또, 산소를 잘 공급하기 위해서 폐도 열심히 일을 해야 합니다. 근육의 에너지원인 글리코겐이라는 것을 수집하고 공급하기 위해서는 소화기와 간도 매우 열심히 애를 써야 합니다. 근육 운동의 부산물들을 처리하려면 신장도 수고를 해야겠지요.

이런 식으로 우리 몸의 모든 기관이 집중해야 근육 운동이라는 결과가 나타납니다. 결국 보이는 것은 근육 운동이지만 그 안에는 우리 몸 전체의 협력과 조화가 뒷받침되어야 합니다. 근육 운동을 잘하고 있다는 것은 바로 우리 몸이 건강하고 조화롭게 움직이고 있다는 방증입니다.

이런 근육 운동에는 짧은 시간에 집중적으로 힘을 쏟아 붓는 경우, 그리고 오랫동안 지치지 않고 힘을 써야 하는 두 가지 상황이 있습니다. 운동 경기를 예로 들면 단거리 육상선수는 순간적으로 폭발적인 힘을 쏟아내야 하고, 마라톤 선수는 긴 시간동안 꾸준히 힘을 써야 합니다.

일상생활에서도 마찬가지입니다. 화분을 옮기거나 짐을 옮기는 등의 행위와 오랜 시간 앉아서 일을 하거나 서서 일을 하는 경우는 우리 몸이 에너지를 내는 방식, 즉 체력을 소비하는 방식이 좀 다릅니다. 순간적으로 많은 힘을 소비할 때는 무산소 운동을 하게 되고, 오랫동안 서서히 소비할 때는 유산소 운동을 하게 됩니다.

무산소 운동이란 우리 몸의 근육이 에너지를 생산할 때 산소의 도움을 받지 않는 운동을 말합니다. 산소의 도움을 받아서 에너지를 생산하려면 시간이 걸리기 때문에 산소를 빼고 빠른 속도로 에너지를 생산합니다. 덕분에 부작용이 생길 수 있고 오랜 시간 동안 에너지를 생산할 수는 없습니다. 무산소 운동의 부작용이란 에너지 대사의 결과로 젖산이 생겨서 근육이 뭉치고 통증을 느끼는 경우입니다. 무산소 운동의 대표적인 예는 100m 달리기, 근육을 불리기 위한 역기 들기 등이 있습니다.

유산소 운동이란 무산소 운동과는 다른 개념으로, 에너지를 생산할 때 산소를 소비하는 운동을 말합니다. 산소의 도움을 받기 때문에 대사 속도는 좀 느리지만 꾸준하게 에너지를 생산할 수 있다는 장점이 있습니다. 물론 이 경우에도 부작용은 좀 있습니다. 바로 에너지 대사의 폐기물로서 유해산소(활성산소라고도 합니다)가 나온다는 것이지요. 이 유해산소는 세포를 공격해서 노화를 촉진합니다. 유산소 운동에는 장거리 달리기나 걷기, 등산, 자전거 타기, 수영 등등이 있습니다.

한의학적으로 표현하자면, 무산소 운동은 양(陽)적인 운동으로서 에너지 소비가 급하고 빠른 반면 유산소 운동은 음(陰)적인 운동으로서 에너지 소비가 완만하고 느립니다. 그러면 이들 중 어떤 운동이 우리 몸에 더 도움이 될까요? 눈치 채셨나요? 바로 균형 있게 잘 섞어서 해야 합니다.

한의학에서는 음양(陰陽)의 조화가 중요하듯이 무산소 운동과 유산소 운동이 적절히 조화되어야 우리 몸이 건강해집니다. 두 가지 운동이 적절히 배합되었을 때 심폐능력도 좋아지고 소화기와 간도 건강해지며 신장도 제 일을 다 할 수 있습니다.

체력은 우리 몸의 모든 기관들이 협조할 때에만 튼튼해질 수 있습니다. 어느 한 부분이라도 삐걱거리면 체력은 저하됩니다. 체력이 저하되면 면역력이나 항상성도 저하됩니다.

🌿 3가지 힘의 집합이 자연치유력이다

지금까지 살펴봤듯이 자연치유력을 구성하는 3가지 힘에는 면역력과 항상성, 체력이 있습니다. 이 힘들은 바로 우리 몸이 평소에 생명을 유지하고 살아가는 데 필수적인 요소입니다. 그 힘들이 바로 질병에 걸리면 적극적인 치료를 위한 자연치유력으로 작용합니다.

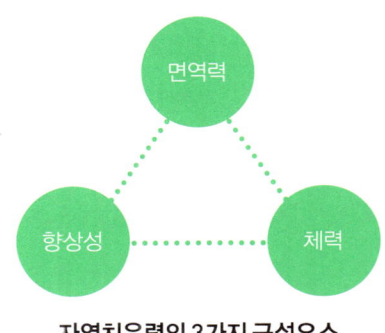

자연치유력의 3가지 구성요소

감기를 예로 들어볼까요? 편도선이 붓고 열이 나며 콧물도 나오고 기침을 하는 경우입니다. 평소 휴식을 취하면서 일전을 준비하던 면역력은 이제 제 힘을 발휘합니다. 바이러스에 대항하기 위해서 백혈구가 소집되고 림프구들도 준비를 합니다. 편도선과 주변 림프절에 속속 모여들고 바이러스와 싸움을 시작하지요. 항상성은 주변 혈관을 확장시켜서 혈액이 원활히 공급되도록 도와줍니다. 이 혈액을 타고 백혈구도 가고 에너지가 집중되지요. 간접 지원을 하기 위해서 심박수도 좀 빨라지고 호흡도 빨라집니다.

면역력은 이 힘을 얻어서 면역 세포들을 더 많이 생산하지요. 한편 상승된 체온으로 인한 부작용을 막기 위해서 항상성은 땀을 분비합니다. 백혈구들이 적절하게 활동할 수 있는 온도를 유지해 줍니다. 코의 점막에서는 면역 세포들과 바이러스의 일전이 벌어져 콧물이 분비됩니다. 폐기관지에서는 기침을 계속 해서 바이러스들이 더 깊이 침투하지 못하도록 애를 씁니다. 증가된 심박수와 호흡, 대사량은 체력을 많이 소비하게 되는데, 이때 평소 비축해두었던 체력이 빛을 발합니다. 면역 세포들이 지치지 않도록 해주고 지구력을 발휘해서 바이러스와의 전투에서 이길 수 있도록 지원합니다.

감기로 인한 질병 상황이 끝나면 이제 면역력과 항상성, 체력은 평소 건강한 몸 상태로 되돌아가기 위한 노력을 합니다. 피로를 느끼게 되어 휴식을 하도록 유도하고 갈증과 허기를 느끼게 해서 수분과 에너지를 보충하도록 합니다. 이번 싸움의 결과를 잘 기록해서 다음 싸움에서는 보다 효과적으로 이기기 위한 작전도 세워두지요.

특히 체력은 이번 싸움에서 손실이 많았습니다. 면역력과 항상성을 지원하는 한편 일상생활도 계속 해야 했기 때문이지요. 체력을 보충하기 위해서 이번엔 항상성이 애를 씁니다. 심박을 느리게 하고 호흡도 좀 느리게 하며 대사량을 줄여 체력이 쉽게 보충되도록 합니다. 이런 과정을 통해 회복된 면역력과 항상성, 체력은 이제 다음 싸움을 준비하면서 건강한 몸을 유지하게 됩니다.

이처럼 우리 몸을 건강하게 하는 힘들은 질병이 발생했을 때에는 적극적인 치료 역할을 수행합니다. 자연치유력이라는 것이 따로 존재하는 것이 아니라 우리가 평소 가지고 있는 생명의 기본적인 힘들이 바로 자연치유력으로 작용하는 것이지요. 이런 힘들이 부족해지면 자연치유력은 당연히 약화되고, 결국 우리 몸에는 위기가 닥치게 될 테니까요.

감기를 너무 미워하지 말자 03

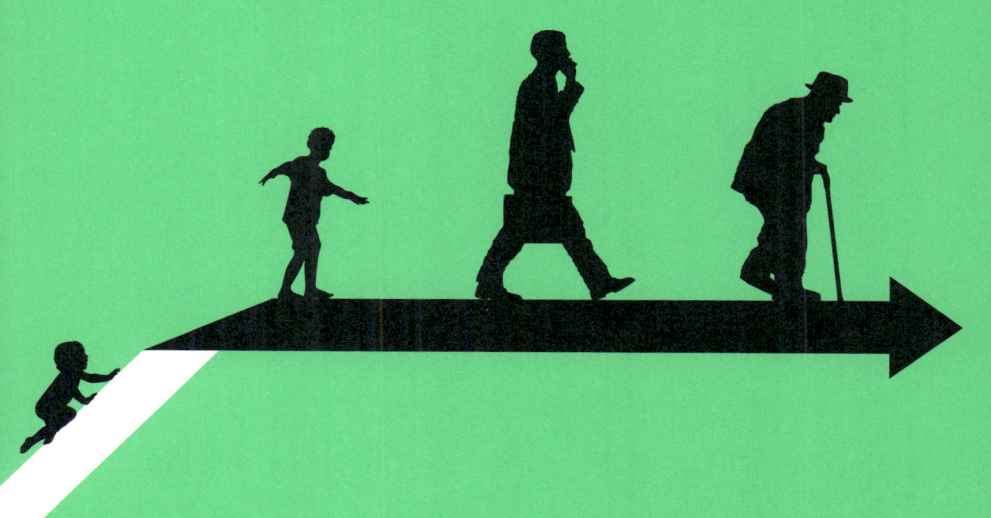

감기는 매우 흔한 증상입니다. 특히 만 7세 이하의 아이들에게는 말이지요. 소아과에 찾아오는 환자의 거의 대부분은 감기 때문이라고 해도 과언이 아닙니다. 이 장에서는 이런 감기에 대해서 알아보겠습니다. 결론부터 말하자면, 감기에 대한 적절한 대처가 평생의 건강을 좌우합니다.

🍃 감기가 꼭 나쁜 것은 아니다

감기라고 하면 코 막힘, 콧물, 기침, 열이 떠오릅니다. 목도 좀 아프고, 여기 저기 몸도 쑤시고 여러 가지 증상이 동반될 수 있지요. 한마디로 몸이 전반적으로 좋지 않은 상태입니다. 그러나 이런 감기가 꼭 나쁜 것만은 아니라는 생각을 해본 적 있나요?

감기는 한자로 '感氣'라고 씁니다. 느낄 감(感)에 기운 기(氣)지요.

말 그대로 기운을 느끼는 겁니다. 그럼 어떤 기운을 느끼는 걸까요? 바로 자연의 기운입니다. 그런데 왜, 자연의 기운을 느끼는데 아픈 걸까요? 자연의 기운은 좋은 기운 아닌가요? 좋은 기운을 느끼는데 왜 아픈 것일까요?

그것은 바로 자연의 변화를 느끼기 때문입니다. 항상 따뜻할 때 감기 걸리나요? 오죽하면 오뉴월 감기는 개도 안 걸린다잖아요. 그런데 따뜻하다가 갑자기 추워지면 감기에 걸립니다. 바로 따뜻한 기운에서 찬 기운으로 자연의 기운이 변했기 때문이고, 이것을 우리 몸이 느끼면 감기가 됩니다. 그럼 반대의 경우는 어떨까요? 춥다가 더워지면? 마찬가지로 감기에 걸립니다. 물론 덥다가 추워질 때보다는 덜하지만요.

그럼 왜 자연의 기운이 변할 때 우리 몸은 감기에 걸리는 것일까요? 이 질문에 대한 답은 유아기에 감기에 자주 걸린다는 사실에서 찾을 수 있습니다. 어릴 적에는 자연 기후의 변화에 적절하게 적응하고 대응하는 훈련이 덜 되어 있습니다. 6살짜리 아이는 사계절의 변화를 6번 겪었습니다. 만약 이 아이의 아빠가 35살이라면 아빠는 35번 겪었습니다. 과연 누가 더 잘 적응할까요?

감기는 이와 같이 자연의 변화, 기후의 변화에 어떻게 적응하느냐의 문제입니다. 계절의 변화를 많이 경험할수록 감기에 걸릴 확률은 줄어듭니다. 서양의학에서 감기는 바이러스의 감염에 의해서 생긴다고 합니다. 감기를 일으키는 바이러스는 항상 우리 주위에 존재하고 있습니다. 그런데 왜 같은 환경 아래서 누구는 걸리고 누구는 걸리지 않는지에 대한 비밀이 바로 훈련의 정도에 달려 있습니다.

어른도 컨디션이 좋지 않을 때나 또는 너무 급격한 기후변화에 노출될 때는 감기에 걸리기도 합니다. 또한 나이가 많은 노인들은 급격하지 않은 변화에도 쉽게 감기에 걸립니다. 바로 우리 몸이 자연의 변화를 느끼고 반응하는 힘이 약해졌기 때문입니다. 같은 변화에도 우리 몸의 반응이 적절하지 않게 나타나면 감기에 걸립니다. 그래서 면역력이 중요하고 자연치유력이 소중한 것입니다.

이처럼 감기는 자연의 기후변화에 우리 몸이 적절하게 대응하지 못하는 과정에서 나타나는 일련의 증상입니다. 일단 감기에 걸렸다면 우리 몸이 잘 적응하도록 도와주는 것이 중요합니다. 계절이 바뀔 때 나타나는 감기는 '이제 계절의 변화에 따라 몸도 거기에 맞춰서 변화해야 한다'는 신호로 받아들여야 합니다.

🌿 감기는 건강의 신호등이다

감기와 관련된 우리 몸의 가장 대표적인 장부는 바로 폐와 소화기, 그리고 방광입니다. 왜냐하면 폐와 비위, 방광이 바로 외부의 환경과 직접적으로 접촉하기 때문이지요. 폐는 외부 공기를 들이마시고 내부의 노폐물을 내보내는 역할을 합니다. 소화기는 외부의 음식물을 섭취해서 소화시키고 대변으로 내보내지요. 방광은 우리 몸의 노폐물을 소변으로 내보냅니다. 이들 장부를 잘 살펴보면 모두 외부와 통하는 통로를 가지고 있다는 공통점이 있습니다. 감기는 외부의 기운을 우리 몸이 느껴서 나타나는 증상이므로 이들 장부가 감기와 관련이 깊은 것입니다.

폐는 코에서 시작합니다. 그래서 한의학에서는 '코는 폐의 구멍'이라고 합니다. 콧물감기나 기침감기는 대부분 폐와 관련이 있지요. 또 으슬으슬 춥고 오한이 나는 이유는 폐가 피부를 지배하기 때문입니다. 감기 초기에 콧물을 훌쩍거리고 으슬으슬한 증상은 바로 폐가 외부의 공기에 적응하지 못해서 나타나는 증상입니다.

소화기는 입에서 시작해서 항문에서 끝납니다. 그래서 특히 목구멍에 증상이 나타나는 감기, 즉 편도선염이나 인후염 같은 감기가 바로 소화기와 관련이 깊습니다. 종종 편도선염이 생긴 아이에게서 소화불량이나 복통 등도 함께 나타나는 것을 볼 수 있는데, 바로 이런 이유 때문입니다. 또, 감기에 걸리면 장염 때문에 배가 아프고 설사하는 아이들도 자주 볼 수 있는데, 모두 소화기에 감기가 온 것으로 봐야 합니다.

방광은 소변을 저장했다가 내보내는 역할을 합니다. 간혹 감기에 걸렸는데 소변을 잘 보지 못하는 환자들을 임상에서 보게 됩니다. 또 감기에 걸려서 소변 색이 매우 노랗게 바뀌고 냄새가 나는 경우도 많습니다. 심하게는 요도염이나 방광염이 함께 오기도 하지요. 이런 것들은 모두 방광에 감기가 걸렸다고 생각할 수 있습니다. 여기서 좀 더 발전하면 급성 신염이라고 해서 신장에도 염증이 생겨 고생하는 경우가 있습니다.

사실 감기에는 우리 몸의 모든 장부가 관련되어 있습니다. 또 감기는 한두 가지의 증상만 나타나지 않고 여러 증상이 복합적으로 나타나는 경우가 대부분입니다. 그래서 종합감기약도 있는 것이겠지요.

한의학에서는 어떤 증상이 주로 나타나는지 살피고 어떤 장부와 관련 있는지 고려해서 감기약을 처방하므로 감기약의 종류가 무척 다양합니다. 지금 앓고 있는 감기의 양상과 연관된 장부를 잘 가려서 필요한 조치를 취해야 무리 없이 감기를 견뎌낼 수 있습니다.

🌿 감기의 종류와 증상은 다양하다

감기라고 하면 코막힘, 기침, 열 등이 떠오릅니다. 몸살감기라고 해서 온몸이 쑤시고 아프기도 하구요. 여기서는 간단하게 감기의 종류와 증상에 대해서 알아보겠습니다.

코감기

코감기는 코에 오는 감기지요. 코 안의 점막이 부어올라서 코가 막히고 콧물이 납니다. 처음에는 맑은 콧물이 나오다가 2~3일 지나면 누런 콧물로 바뀌지요. 며칠 후 다시 맑은 콧물로 바뀐 다음에 낫습니다. 코가 많이 막히기 때문에 입으로 숨을 쉬게 되고 목과 기관지가 건조해지면서 기침도 납니다. 콧물이 콧구멍으로만 흘러나오지 않고 목구멍으로 넘어가는 후비루(後鼻漏) 때문에 가래가 심하게 생기는데, 특히 잘 때나 아침에 일어났을 때 심하지요. 코감기는 일반적으로 일주일에서 열흘 사이에 좋아지는 감기이므로 증상이 오래 지속되면 비염과의 구별이 필요합니다.

기침감기

기침을 일으키는 원인은 여러 가지가 있습니다. 기관지 점막에 감기가 와서 염증이 생겨도 기침이 나오고, 목감기로 목에 자극이 심해도 기침이 나오지요(목감기는 다음 참고). 기관지에 염증이 생기면 흔히 말하는 모세기관지염이나 기관지염이 되는데 보통은 미열을 동반합니다. 단지 기침만 있다면 염증까지는 걱정하지 않아도 되지만 열이 동반되는 기침이라면 진단을 받는 것이 좋습니다. 기침감기도 코감기와 마찬가지로 보통 10일 전후로 호전되는 것이 자연스러운 과정입니다.

목감기

목감기의 대표선수는 편도선염과 인후염입니다. 편도선염은 혀뿌리 근처에 있는 편도(구개 편도)가 부어올라 염증이 생기고 열이 나는 대표적인 목감기입니다. 침을 삼키기도 힘들 정도로 아프기 때문에 잘 먹지 못하지요. 편도가 부어올라 목구멍을 계속 자극하므로 기침도 함께 나타나기 쉽습니다. 편도선염의 경우는 보통 2~3일 정도 열이 나고 나서부터 호전되는 과정을 보입니다.

인후염은 코를 통해 들어온 공기와 입을 통해 들어온 음식물이 만나는 지점에 생기는 감기입니다. 보통 따끔따끔하거나 쓰라리다는 느낌이 드는 특징이 있고 그 지점이 건조해서 자꾸 물을 마시게 됩니다. 대부분의 경우는 편도선염과 비슷하게 진행하지만, 간혹 급성으로 고열이 나면서 컹컹거리는 기침을 하고 숨을 잘 쉬지 못하는 급성 인후두염이 오는 경우도 있으니 잘 관찰해야 합니다. 만약 아이가 컹컹거리는 기침을 하면서 몸을 구부려 숨을 쉬려고 한다면 즉시 병원 진료를 받아야 합니다.

열감기와 몸살감기

열감기는 여러 가지 원인으로 나타날 수 있습니다. 콧물감기에서는 열이 잘 나지 않지만 관리를 잘못해서 화농성 중이염이 생기면 열이 납니다. 열이 나는 대표적인 감기는 편도선염이나 인후염, 모세기관지염, 기관지염처럼 병명에 '-염'이 붙은 것들입니다. 물론 이들 감기에서는 열과 함께 몸살이 나서 여기저기 쑤시고 아프고 두통이 따르며 오한도 나타날 수 있습니다. 열이 난다는 것은 우리 몸의 자연 치유력과 감기의 바이러스가 열심히 싸우고 있다는 증거이므로 열을 잘 관리해주어야 합니다. 열을 관리하는 법은 다음에 다시 설명하겠습니다.

소화기 감기

보통 말하는 장염이나 소화불량, 복통 등을 말합니다. 이들 소화기에 오는 감기는 단독으로 나타나는 경우는 흔하지 않고 다른 감기와 함께 옵니다. 기침감기와 장염이 같이 오는 경우가 많고요. 편도선염과 복통, 설사가 같이 오는 경우도 있습니다. 기침감기에 관련된 대표적인 장부는 폐인데, 폐는 대장과 짝을 이루고 있습니다. 따라서 기침감기로 폐가 약해지면 대장도 민감해져서 장염증상이 나타나게 되지요. 편도선염은 소화기와 밀접한 관련이 있어서 소화불량이 같이 나타납니다. 다른 원인으로는 감기약을 어떻게 쓰느냐에 따라서 설사나 복통이 나타나기도 합니다. 이런 경우의 대표적인 원인은 항생제를 잘못 쓰는 경우이거나 어떤 약물에 소화기가 민감하게 반응하는 경우입니다.

복합적인 증상이 나타나는 감기

우리나라 약국에 가면 종합감기약이라는 것이 꽤 많습니다. 왜 그럴까요? 감기의 증상이 한 가지씩 나타나는 경우는 매우 드물기 때문입니다. 코감기와 목감기, 기침감기와 소화기 감기, 열과 몸살은 뒤죽박죽 섞여서 나타나는 경우가 대부분이거든요. 처음 콧물감기로 시작했다가 기침이 나고 이후에 목에 염증이 생기고 밥도 못 먹고 아프게 되지요. 감기의 증상이 아무리 복잡하더라도 처음 시작된 증상을 찾으면 진단과 치료가 보다 원활하게 이루어질 수 있습니다. 앞으로 감기 기운이 있다 싶으면 어디서부터 증상이 생겼는지를 잘 기억해야 합니다.

 ## 이렇게 하면 감기가 낫는다

콧물·코막힘 대처법

콧물이 흐를 때는 코를 풀어주는 것보다는 흡입기 등으로 빼주는 것이 좋습니다. 왜냐하면 코를 풀 때 잘못하면 콧물이 이관을 타고 중이로 넘어가서 중이염이 될 수 있기 때문이지요. 중이염은 대개 코를 잘못 풀어서 생긴다고 해도 과언이 아니거든요. 흡입기를 사용할 수 없다면 한쪽 코를 막고 입은 벌린 상태에서 한쪽씩 번갈아가면서 푸는 것이 좋습니다.

코막힘이 콧물 때문이라면 흡입기를 쓰거나 풀거나 해서 해소할 수 있지만 코 안의 점막이 부어서 코막힘이 생겼다면 훈증(熏蒸)을 하는 것이 좋습니다. 훈증은 뜨거운 물의 김을 쐬는 것입니다. 녹차를 끓여서 하면 더욱 좋습니다. 화상을 입을 수 있으니 넘어질 우려가 없는 그릇에 가제수건 등을 얇게 덮고 그 위에 코를 대고 숨을 쉬면 됩니다. 어려우면 따끈한 물에 손수건을 적셔서 코 주변에 덮어주는 것도 좋은 방법입니다.

또한 실내가 건조하면 코 안의 점막에 자극이 가해지고 코감기 증상이 심해집니다. 실내의 습도 조절에 신경을 많이 써주는 것이 좋습니다.

기침 대처법

기침감기가 왔을 때는 우선 습도 조절이 매우 중요합니다. 폐는 건조함을 매우 싫어하기 때문입니다. 가습기 또는 빨래 등을 이용해서 습도가 충분하도록 조절해야 합니다.

기침이 심할 경우는 상체를 완전히 눕혀서 자는 것보다는 약간 세워서 자는 것이 좋습니다. 이불을 좀 말거나 큰 수건 등을 말아서 상체에 괴어주면 한결 기침이 덜해지고 잠도 잘 잘 수 있거든요. 잠을 충분히 자면 체력이 회복되어 기침이 빨리 좋아질 수 있습니다. 코감기와 마찬가지로 기침감기에도 훈증이 큰 도움이 됩니다. 따뜻하고 습한 훈증이 폐를 진정시켜주어 기침이 빨리 호전됩니다. 또 가슴과 목, 등의 보온에도 신경을 써야 합니다.

목구멍 통증 대처법

편도선염이나 인후염으로 목이 아플 때는 일단 목 주변의 보온에 신경 써야 합니다. 목 주변이 차가우면 염증이 더 심해질 수 있기 때문이지요. 스카프를 하거나 목까지 올라오는 옷을 입어서 체온을 유지해야 합니다.

목이 붓고 아파서 시원한 것을 먹고 싶어지는데, 이는 바람직하지 않습니다. 차가운 음식이 염증 부위에 닿으면 당장은 시원하고 통증이 좀 가라앉지만 혈관이 수축되었다가 더 확장되기 때문에 증상이 더 심해질 수 있습니다. 그러므로 물이나 음식은 미지근하거나 따끈한 상태로 섭취하는 것이 좋습니다.

발열 대처법

아이의 감기에서 가장 고민되는 부분이 바로 열입니다. 편도선염이나 중이염, 기관지염 등으로 인해 열이 날 수 있는데요. 이때 어떻게 대처하는가가 매우 중요합니다. 일반적으로는 물수건으로 닦아주거나 해열제를 사용하게 되는데, 경우에 따라서 적절한 조치를 취해야 합니다.

아이가 열이 나면서 오한이 들고 추워하는 경우에는 보온을 해서 땀이 나도록 해야 합니다. 물론 너무 보온을 하게 되면 열이 더 오르니까 벗겨놓지 않는 정도로 유지하는 편이 좋습니다. 땀은 우리 몸의 체온을 내려주는 가장 좋은 방법입니다.

열이 나는데 추워하지 않고 옷을 벗으려고 하는 경우도 있습니다. 이럴 때는 그냥 옷을 벗겨주면 됩니다. 이런 경우는 한의학에서 장열(壯熱)이라고 합니다. 이때 옷을 껴입거나 이불을 덮거나 하면 열이 순식간에 오르게 됩니다. 미지근한 물수건으로 자주 닦아주면서 열이 내리도록 해야 합니다.

열이 날 때 공통적으로 해야 할 관리가 있습니다. 바로 물을 많이 먹도록 해야 한다는 것이지요. 열 자체가 우리 몸의 수분을 많이 소모하기도 하고, 물이 공급되면 열이 좀 내려가는 기능도 하기 때문에 물을 많이 마셔야 합니다. 한 번에 많이 마시는 것보다는 미지근한 물을 조금씩 자주 섭취하는 것이 좋습니다.

해열제는 언제 써야 할까?

해열제의 경우는 기준을 정해서 사용해야 합니다. 일반적으로는 체온이 38.5도를 넘으면 해열제를 사용하라고 하지요. 그 이상의 온도에서는 단백질의 변형이 생겨 열성 경기를 일으킬 수도 있기 때문입니다. 그러므로 체온이 38.5도 아래일 경우는 해열제를 쓰는 것보다는 위에서 설명한 방법들을 활용해서 체온을 조절하는 것이 좋습니다.

발열은 우리 몸의 자연치유력이 침입한 적과 싸우는 과정에서 나타나는 자연스러운 증상입니다. 너무 억제하면 우리 몸의 자연치유력이 발휘되기 어렵고, 그냥 놔두면 열성 경기 등의 부작용이 일어날 수 있는 까다로운 증상입니다. 스스로 판단이 어려울 경우라면 진료를 받아서 정확하게 관리해야 합니다.

🌿 아이의 감기를 예방하는 생활

아이들이 자라면서 감기는 피하기 어려운 질환입니다. 너무 잦은 감기는 문제가 되겠지만 환절기에 한두 번씩 감기에 걸리는 것은 너무 걱정하지 않아도 되는 자연스러운 성장 과정입니다. 그렇다면 어떻게 해야 우리 아이가 감기를 자연스럽게 스스로 이겨낼 수 있을까요? 몇 가지 방법들을 소개하겠습니다.

첫째, 아이들이 잘 뛰어놀도록 해야 합니다. 활동량이 적은 아이들은 그만큼 체력이 약해지고 자연치유력도 떨어집니다. 아이들이 뛰어 논다고 해서 가만있으라고 호통을 치는 경우가 많은데, 남들에게 해가 되지 않는 범위 안에서는 뛰어 놀도록 해야 합니다. 팔다리를 많이 움직이고 숨차게 뛰어 놀수록 아이들의 체력은 강해지고 감기에 대항하는 힘도 커지니까요.

둘째, 손 씻기가 습관이 되도록 지도해야 합니다. 하루에 몇 번이라도 손을 씻도록 하세요. 사실 손만 잘 씻어도 감기에 잘 걸리지 않게 됩니다. 특히 외출 후, 식사 전후로는 반드시 손을 씻게 하는 것이 좋습니다. 아이에게 혼자 씻으라고 하지 말고 부모가 함께 씻도록 하세요. 아이에게 감염을 일으키는 것은 아이의 손만이 아니거든요. 보호자도 함께 반드시 손을 씻어야 합니다.

셋째, 환절기에는 보온에 신경 써야 합니다. 감기는 주로 차가운 곳에서 사는 바이러스에 감염되는 것입니다. 우리 몸이 차가우면 감기 바이러스에 감염되기 쉽지요. 환절기 날씨가 변덕스러워서 옷을 어떻게 입을까 고민이 된다면 일단 따뜻하게 입어야 합니다. 얇은 옷을 겹쳐 입었다가 더우면 겉옷을 벗는 것이 좋습니다. 더워서 감기에 걸리지는 않으니까요.

넷째, 일단 감기에 걸렸다면 복합적인 증상이 나타나지 않도록 방지해야 합니다. 코감기에 걸렸으면 코감기로 끝나도록 관리해야 한다는 것이지요. 코감기를 잘못 관리해서 목감기로 발전하고 기침감기가 되었다가 폐렴까지 가는 경우도 많습니다. 편도선염에 걸렸다면 다른 증상 없이 편도선염의 자연사를 유도하여 자연스럽게 낫도록 관리해야 합니다. 그러기 위해서는 감기 증상에 대한 보호자의 이해와 적극적인 노력이 필요하겠지요. 자연치유력이 감기를 낫도록 도와주지만, 아이는 아직 자연치유력이 성숙하지 않은 상태이므로 적절히 도와줘야 합니다.

아이들에게 흔한 코감기나 목감기, 기침감기는 합병증이 없다면 병원에 가지 않고도 충분히 관리해줄 수 있습니다. 그러나 중이염 등의 합병증이 생긴 경우라면 전문가의 도움이 필요합니다. 아이에게 감기가 왔다면 그 증상을 자세히 관찰하고 앞서 살펴본 증상별 관리법을 따라하다가 혹시라도 다른 증상이 보인다면 지체하지 말고 진료를 받아야 합니다. 또, 진료를 받을 경우에는 아이에게 쓰이는 처방과 약물에 대해서 자세히 묻고 앞으로의 진행과정이 어떻게 될 것인지도 상세하게 문의하는 것이 좋습니다. 그래야 아이의 증상이 변하더라도 당황하지 않고 대처할 수 있으니까요.

성장 과정에서 겪어야 할 감기라면 보다 건강하고 자연스럽게 겪고 이겨낼 수 있도록 도와줘야 합니다. 그러기 위해서는 보호자의 관심과 노력이 반드시 필요하지요. 아이의 평생 자연치유력은 감기와의 훈련을 통해서 강해진다는 사실을 잊지 마세요. 그러면 아이의 감기에 대처하는 보호자의 마음이 한결 편안해지고 성급한 감기 치료는 피할 수 있습니다.

비염은 완치될 수 없는가 04

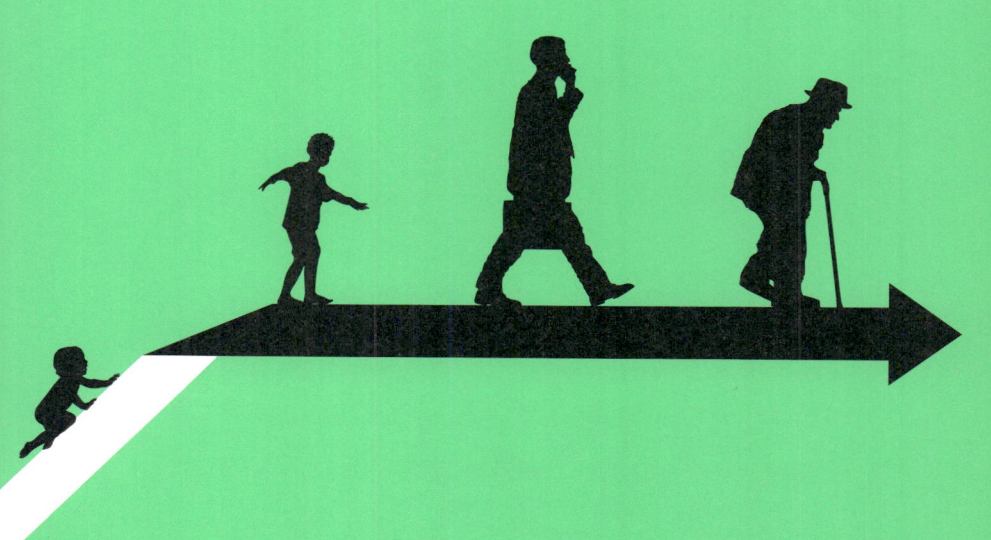

아이들이 자라면서 감기 못지않게 흔하게 앓는 질환이 바로 비염입니다. 비염은 글자 그대로 하면 코에 생기는 염증이라는 뜻인데, 코막힘과 콧물 등이 주요 증상입니다. 감기와 구별하기가 쉽지 않은데, 가장 쉽게 구별하는 방법은 바로 콧물과 코막힘이 2주 이상 별차도 없이 진행되는 경우에 우선 비염을 의심할 수 있으니 진료를 받아보는 것이 좋습니다.

🍃 코는 폐로 연결된 문이다

코는 바깥 공기와 폐를 연결해주는 문입니다. 단순히 공기의 통로라고 생각할 수 있지만, 그보다 더 중요한 일들을 하고 있지요. 우선 코는 바깥에서 폐로 들어가는 공기의 습도와 온도를 조절해주고 먼지를 걸러줍니다. 코를 통해서 들어가는 공기는 불과 0.3초 정도의 짧은 시간에 적절한 온도로 데워지고 습도가 조절되며 먼지가 걸러집니다. 그러고 나서 기관지를 통해 폐로 들어가지요. 만약 코의 이런 조절기능에 문제가 생기면 외부의 차갑고 건조한 공기가 기관지와 폐를 직접 자극하게 되므로 정상적인 생리활동을 할 수 없습니다. 목이 건조해지며 기침이 나게 되거든요. 마찬가지로 비염으로 인해서 공기가 코를 통과하지 못하고 입으로 들어가게 되면 목과 기관지가 건조해지고 차가워지며 기침이 납니다.

코의 또 다른 역할은 바로 냄새를 맡는 것입니다. 냄새를 맡는 행동은 생명을 유지하기 위해서 매우 중요합니다. 바로 냄새를 통해서 상한 음식과 정상적인 음식을 구별할 수 있기 때문이지요. 또, 냄새는 미각과 밀접한 관계가 있습니다. 냄새를 못 맡으면 음식 맛도 잘 못 느끼지요. 비염이 있는 아이들은 대부분 식욕이 떨어지는 것을 볼 수 있는데 이는 냄새를 맡지 못해서 입맛이 없기 때문입니다.

코의 역할 중에 종종 무시되는 것은 바로 연하작용, 즉 음식을 삼키는 행위에 영향을 미친다는 사실입니다. 음식을 씹다가 삼키는 과정에서 입 안의 압력이 증가하게 되는데, 이 압력이 코를 통해서 배출됩니다. 그래서 편안하게 음식을 삼킬 수 있지요. 지금 코를 막고서 침을 한 번 삼켜 보세요. 잘 삼켜지나요? 불편하지요. 코에서 압력이 배출되지 않으면 삼킬 때 귀가 먹먹해지고 삼키는 행위 자체가 힘들어집니다. 그런 이유로 비염 때문에 코가 막혀 있는 아이들은 씹어 삼키는 음식을 잘 먹지 않으려고 합니다. 냄새도 잘 못 맡고, 삼키

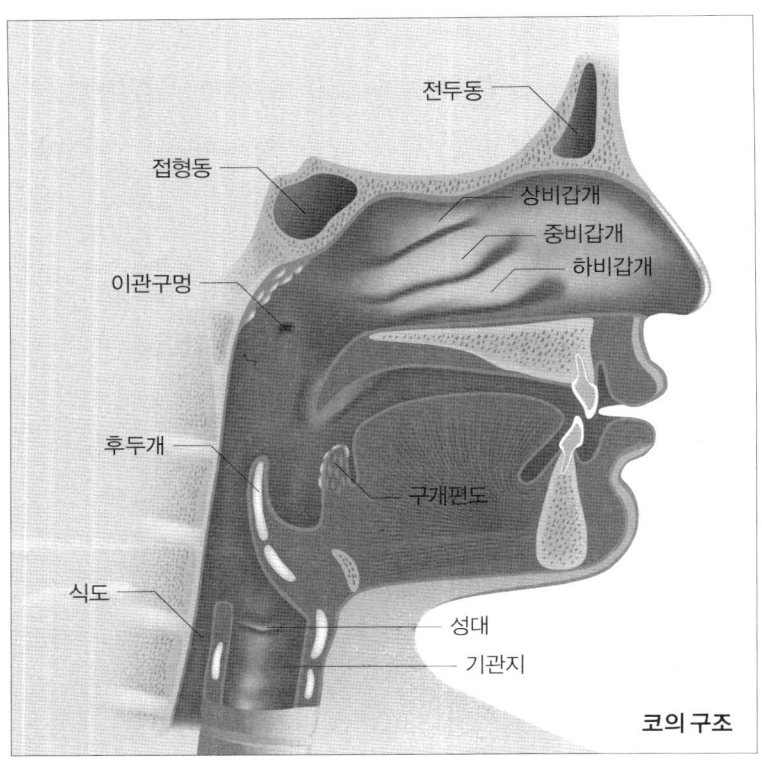

전두동

접형동

상비갑개

중비갑개

하비갑개

이관구멍

후두개

구개편도

식도

성대

기관지

코의 구조

기도 어려우니 식욕이 있을 수가 없지요.

　마지막으로, 코의 역할 중에 소리와 관련된 것이 있습니다. 목소리는 기관지가 시작되는 지점에 있는 성대가 떨려서 나지만, 코가 없다면 매우 탁하고 작은 소리가 나게 되거든요. 일단 성대가 떨리면 그 진동이 코 안의 공간, 그러니까 비강을 울려서 증폭되어 밖으로 나가게 됩니다. 우리 코의 양쪽에는 상악동이라고 하는 빈 공간이 있고, 코 뒤쪽과 위쪽에도 사골동, 접형동이라고 하는 빈 공간들이 있습니다. 그냥 통틀어서 부비동(副鼻洞)이라고 부릅니다. 소리를 낼 때 이들 부비동이 울려서 소리가 커지고 맑아지는 것이거든요.

비염이나 축농증(부비동염)이 있는 사람의 목소리를 들어보면 매우 답답하지요. 코맹맹이 소리라고도 하고요. 바로 코의 공명 기능에 의해서 소리가 좋아진다는 것도 코의 또 다른 역할입니다.

우리 코는 콧구멍부터 시작해서 비강을 거쳐 입천장 뒤의 후두까지 연결됩니다. 비강은 또 귀와 연결되고 부비동들과 연결됩니다. 우리 몸의 구조 중에서 가장 많은 부분과 통로를 가진 곳이 바로 코입니다. 그래서 코에 문제가 생기면 다양한 증상들이 나타나는 것이지요.

🍃 비염의 종류별 증상을 제대로 알자

비염은 코 안의 점막이 부어오르거나 충혈되거나 또는 반대로 창백해지는 등의 변화로 인해서 나타나는 증상을 통틀어 가리킵니다. 원인과 증상에 따라서 분류가 다양하지요.

알레르기성 비염

말 그대로 코 점막에 알레르기가 생겨서 나타나는 비염입니다. 대표적인 증상은 맑은 콧물, 재채기, 코 간지러움, 코막힘, 후비루성 기침

비염의 종류와 증상

비염의 종류	대표적인 증상	주된 원인
알레르기성 비염	맑은 콧물, 재채기, 코막힘, 코 간지러움, 후비루성 기침. 알레르기성 결막염이 동반됨.	알레르기 유발 물질, 차가운 공기, 온도의 변화 등
만성 비염	누런 콧물, 누런 콧물과 맑은 콧물이 교대로 나옴, 후비루성 기침, 코막힘.	코감기 치료가 적절하지 않은 경우
비후성 비염	콧물은 거의 없거나 코딱지가 많이 생김, 코막힘, 구강 호흡	알레르기성 비염이나 만성비염의 치료가 적절하지 못하고 오래 방치된 경우
아데노이드성 비염	콧물 없는 코막힘, 구강호흡, 코 점막이 부어 있지 않음	잦은 편도선염 경력, 잦은 코감기 경력

(콧물이 목뒤로 넘어가서 생기는 기침)이 있고 눈이 간지러운 알레르기성 결막염이 흔하게 동반됩니다.

알레르기성 비염이 어떤 알레르기 유발 물질(알레르겐)에 의해서 생기는지를 알면 그 물질을 피하는 것이 기본입니다. 그런데 특정한 알레르겐(대표적으로 집먼지 진드기나 꽃가루 등)이 없는 알레르기성 비염이 훨씬 많다는 것이 문제지요. 이런 경우의 공통적인 특징은 바로 찬 공기 또는 찬 음식에 의해서 알레르기성 비염의 증상이 나타난다는 것입니다. 코의 점막이 찬 기운의 자극에 민감하게 반응해서 부어오르고 창백해져서 생깁니다. 따라서 알레르기성 비염의 기본적인 관리법은 바로 따뜻하게 하는 것입니다.

알레르기성 비염에서 특정한 알레르겐이 없는 경우를 흔히 혈관 운동성 비염이라고 어렵게 표현합니다. 또는 계절성 알레르기성 비염이라고도 합니다. 보통은 봄에서 여름으로 가는 시기보다는 여름에서 가을, 겨울로 가는 시기 그러니까 점점 추워지는 시기에 더 흔하게 나타납니다. 그래서 아이들이 가을에 접어들면 코가 막히고 재채기를 하고 잘 때나 아침에 가래기침을 많이 하게 되지요.

한의학에서는 알레르기성 비염을 폐가 차가워서 생기는 비염이라고 생각합니다. 폐의 기운이 차가워서 찬 공기에 민감해지고 코의 점막을 부어오르게 해서 공기의 흐름을 늦춤으로써 스스로를 보호하고자 하는 것이지요. 따라서 알레르기성 비염의 기본적인 관리 원칙은 따뜻하게 하는 것입니다.

만성 비염

만성 비염은 급성 비염에 상대되는 개념입니다. 그러니까 만성적으로 오래오래 안 낫고 고생한다는 뜻이라기보다는 급성 비염과는 다른 증상을 보이기 때문에 그렇게 부릅니다. 급성 비염은 코감기를 어렵게 말하는 용어입니다. 맑은 콧물에서 시작해서 누런 콧물이 나오다가 다시 맑은 콧물이 나오면서 좋아지는 과정을 10일 정도에 마치는 비염이지요.

반면 만성 비염은 맑은 콧물이 거의 없이 누런 콧물만 있거나 오랜 기간 동안 맑은 콧물과 누런 콧물이 교대로 나옵니다. 재채기는 많지 않고 후비루성 기침을 하고 코막힘이 좀 심하게 나타나지요. 감기와 혼동하기 가장 쉬운 비염이고 오래 진행되었을 경우에는 부비동염, 즉 축농증으로 발전하기 쉽습니다. 알레르기성 비염과의 가장 큰 차이는 재채기와 코 간지러움이 거의 없고 콧물 색이 맑지 않다는 것입니다.

만성 비염은 원인이 정확하지는 않지만 대개 코감기의 치료를 제대로 하지 않았을 때 많이 나타납니다. 알레르기성 비염과는 달리 폐가 차지 않고 반대로 열이 생겨 있는 경우에 발생하지만, 그렇다고 해서 찬물을 먹거나 찬 공기에 노출되면 오히려 증상이 악화되므로 주의해야 합니다.

비후성 비염

비후성 비염은 콧물은 거의 없고 코막힘이 주요한 증상입니다. 코 안의 점막이 부어올라서 공기가 지나가는 길을 막은 비염입니다. 코를 풀어도 콧물이 나오지 않고 계속 코가 막혀서 입으로 숨을 쉬게 되지요. 내시경으로 코 안을 들여다보면 점막이 벌겋게 부어올라 거의 속이 보이지 않습니다. 코 안이 점막으로 막혀 있어서 콧물이 거의 없지만 간혹 약간씩의 콧물이 목 뒤로 넘어가서 가래가 끼고 기침을 하기도 합니다. 아이에게 콧물이 없는데 코막힘이 있다면 우선 의심해야 하는 비염이지요. 알레르기성 비염과 마찬가지로 찬 공기에 노출되면 증상이 심해집니다.

비후성 비염은 만성 비염이나 알레르기성 비염의 치료가 적당히 이루어지지 않고 코의 점막이 계속 부어 있는 경우에 나타납니다. 따라서 비후성 비염을 예방하기 위해서는 코감기나 기타 비염의 치료를 적극적으로 해야 합니다.

아데노이드성 비염

목에 있는 편도선은 구개편도라고 합니다. 코 점막 안쪽에도 같은 역할을 하는 편도가 있는데 그것을 코편도 또는 아데노이드라고 부릅니다. 이 아데노이드가 부어올라서 공기의 통로를 막은 비염을 아데노이드성 비염이라고 합니다. 비후성 비염과 마찬가지로 콧물이 거의 없고 코막힘만 있는 특징이 있습니다. 비후성 비염과 달리 코 점막이 전혀 부어 있지 않고 오히려 위축되어 있지요.

어렸을 때 아데노이드성 비염을 앓고 제대로 치료하지 않으면 입으로 숨을 쉬는 버릇 때문에 입이 앞으로 조금 돌출되는 형태의 얼굴이 됩니다. 이 얼굴을 아데노이드성 얼굴이라고 부르는데, 약간은 멍한 표정의 얼굴이 되기 때문에 적절한 시기에 치료해야 합니다. 다행인 것은, 편도선 비대가 있을 때 수술을 고려하는 것처럼 아데노이드성 비염은 코 안의 아데노이드를 제거하는 수술을 하면 된다는 점이지요. 다만 아이가 너무 어리면 수술이 힘들기 때문에 수술은 마지막 방법으로 고려하고, 아울러 수술 시기를 잘 정하는 것이 중요합니다.

축농증은 왜 생기고 재발하는가?

소아과에서 축농증이라고 진단을 받고 한의원에 오는 아이들이 참 많습니다. 그런데 부모들이 축농증에 대해 오해하는 경우가 생각보다 많더군요. 여기서는 축농증이란 무엇이고 왜 생기는지, 그리고 어떻게 축농증을 치료하고 예방할 수 있는지 살펴보겠습니다.

코는 부비동이라고 하는 주변의 빈 공간들과 연결되어 있습니다. 특히 그 중에 가장 큰 부비동이 상악동이라고 해서 눈 아래쪽에 위치한 부비동입니다. 코의 비강은 크게 3개의 점막 층으로 구분되어 있는데 이들 점막층을 갑개라고 부릅니다. 위, 중간, 아래의 세 층으로 되어 있고 그 사이로 공기가 지나가지요.

이 중 중간 갑개와 아래 갑개 사이에 상악동과 연결된 틈새가 있습니다. 이 틈새를 반달틈새라고 부릅니다. 콧물이 비강 안에 많이 고이게 되면 이 틈새를 통해서 상악동으로 흘러들어갑니다. 흘러들어가서 고이면 축농증이 되는 거지요. 축농증을 다른 말로 부비동염이라고 부릅니다. 물론 코는 상악동 말고도 사골동이나 접형동 같은 다른 부비동들과도 연결되어 있어서 부비동에도 축농증이 생길 수 있습니다. 다만, 중력의 영향 때문에 비강보다 위쪽의 부비동들에는 콧물이 잘 고이지 않기 때문에 아주 심한 축농증에서만 다른 부비동에 축농증이 생기지요.

따라서 축농증은 콧물이 많은 상태에서는 언제든 생길 수 있는 증상입니다. 반대로, 콧물이 줄어들면 부비동에 고여 있던 콧물들이 흘러나와서 스스로 좋아지기도 합니다. 그래서 축농증을 급성과 만성으로 구분하고 국소적(한곳의 부비동에만 있는가)이냐 범발성(여기저기 많이 생겼는가)이냐를 구분합니다. 급성 축농증은 흔한 코감기에서도 얼마든지 일시적으로 생겼다가 코감기가 나으면 같이 나아집니다.

문제는 만성 축농증이지요. 만성 축농증에서는 반달틈새의 점막이 부어올라서 통로가 막히기 때문에 흘러들어갔던 콧물들이 배출되기 매우 어렵습니다. 게다가 반달틈새는 그 모양이 깔때기처럼 생겨서 들어가기는 쉬워도 나오기는 어렵지요. 급성 축농증은 코감기나 알레르기성 비염에서 흔히 볼 수 있고, 만성 축농증은 만성 비염에서 흔히 볼 수 있습니다.

축농증의 증상과 진단

축농증이 생기면 콧물의 색이 변합니다. 진득하고 누런 콧물이 있고 심지어는 샛노랗거나 약간 초록빛을 띠는 콧물이 나옵니다. 물론 진득하기 때문에 풀어도 잘 나오지 않지요. 코가 많이 막히고 냄새도 날 수 있습니다. 부비동염이 상악동에만 있지 않고 접형동이나 사골동 등 다른 부위에도 생기면 두통이 나타나기도 하지요. 코가 막힐 뿐 아니라 부비동에도 콧물이 가득 차 있어서 목소리가 탁하고 맹맹하게 나오게 됩니다.

축농증의 진단은 임상적인 방법과 방사선 촬영을 병행해서 합니다. 임상적으로는 앞서 설명한 증상이 있어야 하고요. 방사선 촬영에서 상악동이나 다른 부비동에 콧물이 들어 있는 것이 확인되면 축농증 진단을 내립니다.

축농증 치료와 예방

축농증이라고 진단받은 아이들의 부모가 공통적으로 하는 이야기는 바로 항생제를 너무 오래 먹인다는 것입니다. 그럴 수밖에요. 소아과나 이비인후과에서 축농증에 항생제를 처방하는 이유는 바로 반달틈새의 점막에 생긴 부종과 염증을 가라앉혀서 고여 있던 콧물이 배출되도록 하려는 것이거든요.

문제는 반달틈새의 점막이 쉽게 가라앉지는 않는다는 것입니다. 축농증은 비염의 결과로 발생한 것이기 때문에 비염의 치료와 병행해서 이루어져야 합니다. 코 안의 점막이 전체적으로 부어 있고 콧물이 계속 나오는 마당에 고여 있던 콧물이 나올 이유가 없거든요. 일단 비염을 치료해서 코 안의 점막을 가라앉히고 콧물이 나오지 않아야 부비동에 있던 콧물들이 배출됩니다.

따라서 축농증의 치료는 만성 비염이나 알레르기성 비염의 치료와 거의 동일하게 진행합니다. 실제 임상에서 보면 축농증이라는 진단 자체가 중요하지는 않으며, 환자의 비염증상이 호전되면 방사선 검사에서도 축농증이 없어진 것을 확인할 수 있습니다. 다만 환자의 고통 정도를 감안해서 어떤 치료를 보다 먼저 할 것인지 따져보지요.

축농증을 예방하는 가장 확실한 방법은 바로 코감기나 비염이 왔을 때, 최대한 빨리 정확한 치료를 받는 것입니다. 콧물이 코 안에 가득 차게 되면 일단 축농증이 시작되고 있다고 봐야 하거든요. 그러니 코감기나 비염을 방치하지 말고 적극적으로 치료하는 길만이 축농증을 예방할 수 있습니다.

🍃 비염을 똑똑하게 관리하는 법

이제 비염을 앓고 있는 경우에 어떻게 관리하는 것이 비염의 치료에 도움이 되는지 알아보겠습니다. 비염은 앞에서 설명한 바와 같이 다양한 종류가 있고 그 원인도 각기 다르지만 관리의 원칙은 비슷합니다.

1. 따뜻한 공기와 따뜻한 옷

특히 알레르기성 비염의 경우에 주의해야 하는 사항이지만 거의 모든 비염에 해당됩니다. 사람의 코는 바깥의 공기를 폐가 좋아하는 온도로 바꾸어 공급하는 역할을 하지요. 따라서 차가운 공기가 코에 들어오면 코의 점막은 그 차가운 공기를 데우기 위해 충혈되고 부어오릅니다. 비염이 있는 코의 점막은 그 자체로도 부어 있기 때문에 차가운 공기와 만나면 더 이상 부어오를 공간이 부족해집니다. 그래서 더 많이 막히게 되지요.

비염이 있다면 우선 직접적으로 찬 공기와 접촉하는 것은 피해야 합니다. 겨울이라면 마스크를 착용하는 것도 좋은 방법이 되겠지요. 실내 온도도 너무 낮지 않게 해주는 것이 중요합니다. 여름철이라면 에어컨을 너무 강하게 틀어서는 안 됩니다.

비염 중에서 알레르기성 비염은 특히 찬 공기에 민감합니다. 그러므로 항상 가슴과 등, 배를 따뜻하게 보호할 수 있는 옷을 입는 것이 매우 중요합니다. 겨울이라면 당연히 옷을 따뜻하게 입겠지만 문제는 여름입니다. 팔다리를 내 놓더라도 몸통은 가릴 수 있도록 옷을 입는 것이 좋습니다. 또, 밤에 자기 전에 배를 따뜻하게 찜질해주면 한결 증상이 완화됩니다. 모두 폐의 기운을 따뜻하게 해주어 증상을 개선하는 방법입니다.

2. 찬 음식은 금물

냉장고 덕분에 우리는 쉽게 찬 음식을 먹을 수 있습니다. 냉온 정수기가 많이 보급되었고 최근에는 얼음도 정수기에서 나옵니다. 당연히 아이들이 찬 음식에 길들여지고 있는 것이지요. 물도 차갑지 않으면 마시지 않고, 아이스크림은 한여름 뿐 아니라 한겨울에도 즐겨먹습니다.

그런데 문제는, 식도로 찬 음식이 지나가면 그 앞의 기관지도 차가워진다는 것이지요. 식도는 바로 기관지 뒤에 붙어 있다는 점을 명심하세요. 기관지가 차가워지면 점막이 수축되고 심하게는 기침도 날 수 있습니다. 코를 통해서 따뜻하게 데워진 공기가 내려오다가 기관지에서 식어버려서 결국 폐로 들어갈 때는 차가운 상태가 되는 것이지요. 결국 비염 증상을 악화시킵니다.

멀쩡한 아이도 아이스크림을 먹는 순간 코를 훌쩍거리고 재채기를 할 수 있습니다. 바로 찬 음식이 입과 식도를 차갑게 해서 코와 기관지, 폐를 차갑게 하고 그로 인해 갑작스럽게 혈관이 수축되고 알레르기성 비염 증상이 나타난 것이지요.

특히 비염을 앓고 있는 아이라면 음식은 차갑지 않게 먹도록 주의해야 합니다. 그렇다고 모든 음식마다 펄펄 끓여서 먹이라는 것은 아닙니다. '앗, 차가워' 정도만 아니면 됩니다.

3. 촉촉한 공기

코의 역할 중에 중요한 것이 바로 공기의 습도를 조절해서 폐로 보내는 것입니다. 건조한 공기가 계속해서 코로 들어오면 코의 점막도 마르게 되지요. 심하면 코가 아프기도 합니다. 점막이 건조해져서 쉽게 상처가 나므로 코피도 좀 자주 흘릴 수 있지요. 따라서 비염이 있는 경우에는 습도를 잘 조절해야 합니다. 가습기를 사용해도 되고, 방 안에 빨래를 널거나 젖은 수건을 걸어두어도 됩니다.

가습기를 사용할 때는 세균의 번식을 막기 위해서 꼭 물통과 진동자를 햇빛에 말려 사용하세요. 시중의 가습기 세척제는 문제가 많습니다. 가장 좋은 것은 햇빛입니다. 빨래를 널어서 습도를 조절할 때는 두어 번 더 헹구어서 세제 찌꺼기가 남지 않도록 해야 합니다. 세제가 코를 자극해서 비염증상을 악화시키는 경우도 있거든요.

방 안 전체의 습도를 조절할 환경이 되지 않는다면 따뜻한 물수건을 환자의 코 주변에 덮어주는 방법도 좋습니다. 하루 종일 할 수는 없으므로 자기 전에 한번이라도 해주는 것이 좋지요. 아이가 너무 어리다면 생리식염수를 한 두 방울 코 안에 넣어주는 것만으로도 많은 도움이 됩니다.

4. 코 마사지

우선 손바닥을 비빕니다. 따끈하게 느껴질 정도로 비빈 다음에 두 손을 포개서 코를 덮습니다. 그리고 숨을 여러 번 쉽니다. 다시 손바닥을 비비고 덮고 숨 쉬기를 여러 번 반복합니다. 이 방법은 코에 들어가는 공기를 데워주는 효과도 있고 자신의 체온으로 코 점막을 따뜻하게 해주어 비염증상을 완화시킵니다.

집게손가락 끝으로 콧방울 양쪽을 누르다가 원을 그리면서 비벼줍니다. 여기는 '영향'이라고 하는 혈자리인데요. 코의 기능을 정상으로 되돌리는 자극 효과가 있습니다. 보다 큰 아이라면 볼펜 끝 등으로 지긋이 아프지 않을 정도로 눌러주는 것도 좋습니다.

눈썹과 눈썹 사이, 미간이라고 하는 곳을 집게손가락 끝으로 누

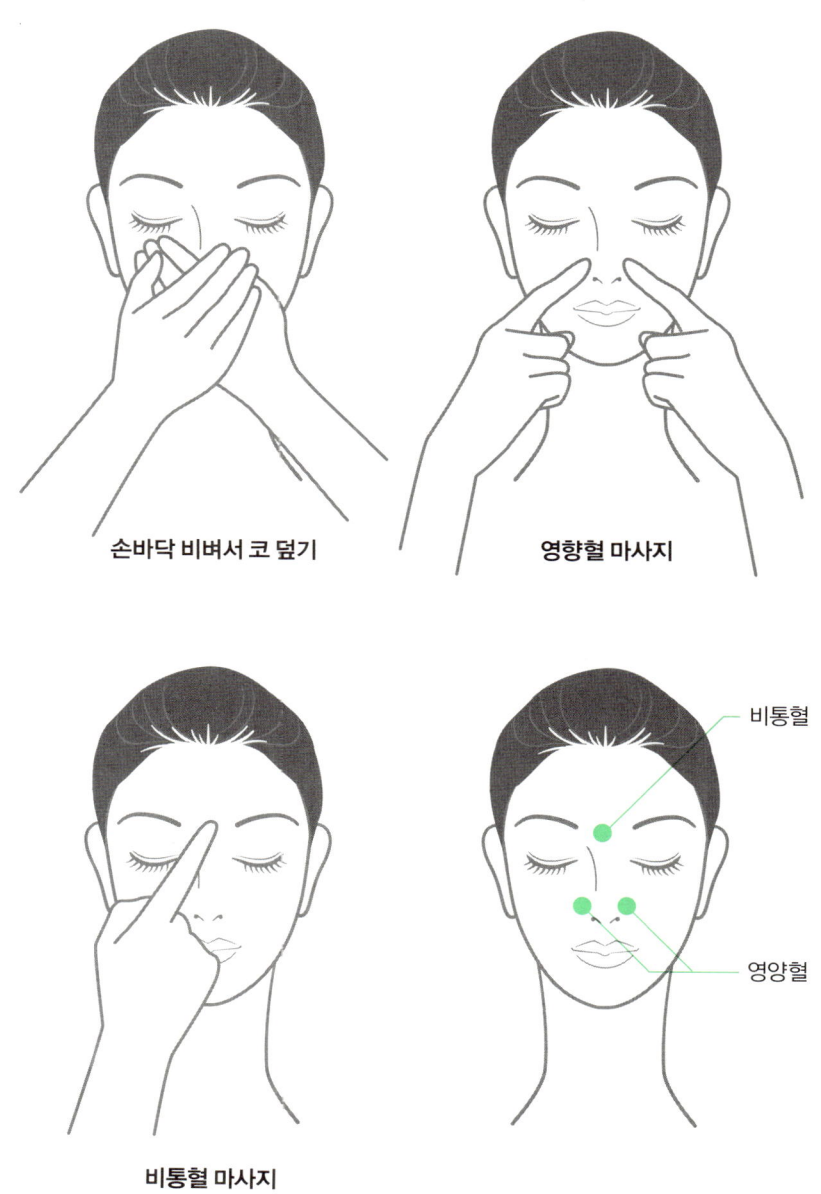

손바닥 비벼서 코 덮기

영향혈 마사지

비통혈 마사지

비통혈

영양혈

르고 비벼줍니다. 여기는 '비통'이라는 혈자리인데 영향혈과 마찬가지로 코의 기능이 정상으로 되돌아오도록 도와줍니다. 특히 비염으로 두통이 있을 때 효과가 좋습니다.

🌿 비염은 왜 완치가 어려운가?

비염이 완치될 수 있는가라는 질문에는 대답하기가 좀 어렵습니다. 비염의 종류와 정도, 그리고 완치라고 생각하는 정도가 어디까지인지에 따라서 이 질문에 대한 답은 달라집니다.

우선 비후성 비염과 만성 비염의 경우는 치료를 적절히 하고 관리가 잘 이루어지면 재발률을 낮출 수 있습니다. 이들 비염은 코 안의 점막이 부어 있고 충혈되어 있다는 공통점이 있는데, 코 안의 순환을 좋게 해주는 치료가 잘 이루어진다면 경과가 좋아지는 비염입니다. 또 코감기 등의 급성 비염을 잘 치료해주면 만성 비염이나 비후성 비염으로 진행되는 것을 막아줄 수 있기 때문에 일단 치료가 잘 되고 나면 관리를 잘해야 합니다. 따라서 이들 비염을 앓고 있는 경우라면 재발에 대한 걱정은 크게 하지 않아도 되지요.

그러나 알레르기성 비염은 이야기가 좀 달라집니다. 찬 공기든 먼지든 알레르기성 비염은 비염의 원인이 되는 자극 요소가 있기 때문이지요. 자극 요소를 모두 없애지 않는 한 알레르기성 비염의 완치는 어렵습니다. 그런데 이 자극 요소를 모두 없애는 것도 불가능에 가까운 일이지요. 그래서 알레르기성 비염은 다른 비염에 비하여 치료 기간도 길고 재발도 잦은 편입니다. 다만 적절한 한의학적 치료가 이루어진다면 재발하는 정도나 기간을 줄일 수 있습니다.

임상 경험에 따르면, 처음 진료해서 환자의 증상이 완화되는 데는 한 달 내외의 시간이 필요하고, 이후 재발해서 다시 치료할 때는 한 달보다는 좀 덜 걸리며 그 이후에는 조금씩 치료 기간과 증상의 정도가 줄어듭니다. 그래서 알레르기성 비염의 치료는 몇 년이 걸릴 수 있는데, 그동안 계속 처방약을 복용하는 것은 아니고 증상이 있을 때마다 치료를 진행합니다. 또한 알레르기성 비염의 치료는 증상의 완화 뿐 아니라 자극 요소에 대한 저항력을 키우는 것이 목표이기 때문에 단기간에 치료가 완료되지는 않습니다.

비염 치료에서 고려해야 할 또 다른 한 가지는 바로 우리 몸의 코는 약 만 14세까지 성장한다는 점입니다. 14세 이후에는 코 안 구조물의 변화가 거의 없다는 뜻이지요. 따라서 비염의 치료는 최대한 14세 이전에 이루어지는 것이 좋습니다. 14세가 지나면 구조적인 문제를 바로잡는다는 것이 매우 어려워지기 때문이지요. 또 우리 몸의 면역체계도 만 14세를 전후해서 완성된다고 합니다. 결국 어떤 종류의 비염이건 그 전에 치료가 잘 이루어져야 한다는 뜻이지요.

완치의 개념을 '다시 같은 병에 걸리지 않는 것이다'라고 본다면 비염은 완치되기 어렵습니다. 가령 발목을 삐는 경우에 치료가 잘

되었더라도 다시 발목을 삐면 재발하는 것과 마찬가지지요. 어떤 치료가 되었건 환자의 비염이 평생 재발하지 않도록 하는 치료법은 찾기 어렵습니다. 다만 적절한 치료와 관리를 통해서 비염이 환자의 생활에 불편을 주지 않을 정도가 된다면 어떨까요?

환절기 내내 코가 막히고 재채기하고 훌쩍거리면서 일상생활에 지장이 많았던 환자가 적절한 치료와 관리를 통해서 환절기에 1~2주 정도 코감기를 앓고 지나듯이 가볍게 넘길 수 있다면 말이지요.

그래서 비염 환자나 그 부모들에게 비염은 완치될 수 있다고 호언장담하지 못합니다. 비염 증상이 다시 나타나려고 한다면 자신의 건강관리가 허술해졌다는 신호로 받아들이고 더욱 주의를 기울여야 합니다.

기침과 천식은 다르다 <u>05</u>

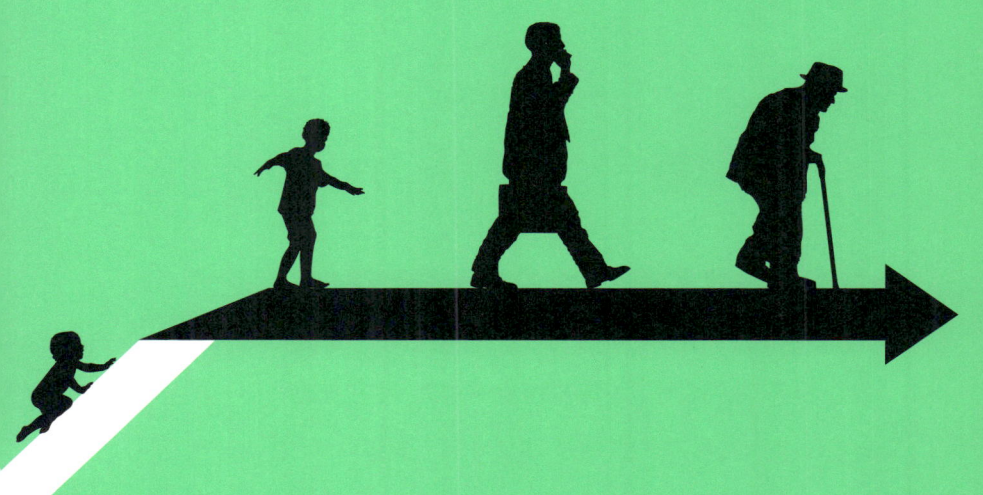

기침은 다양한 원인으로 나타날 수 있는 증상입니다. 또한 아이를 키우는 보호자의 입장에서 보면 기침하는 아이처럼 신경이 많이 쓰이는 경우도 드물지요. 기침은 보통 폐와 연관지어 생각하기 쉬운데, 간혹 폐와는 별 상관이 없는 기침도 있습니다. 여기서는 기침의 종류와 원인이 되는 질환을 알아보고 나아가 천식에 대해서도 살펴보겠습니다.

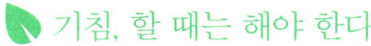 기침, 할 때는 해야 한다

우리 몸은 몸에 좋지 않은 물질이 들어왔을 때 그것을 내보내려는 노력을 합니다. 기관지를 통해서 먼지나 기타 이물질이 들어오면 빨리 그것을 내보내려고 기침을 하게 되지요. 마치 소화기에 좋지 않은 물질이 들어오면 구토를 해서 내보내듯이 말입니다. 또 대장에 좋지 않은 자극이 생기면 설사를 하지요. 이런 식으로 우리 몸은 스스로를 보호하려는 힘이 있는데, 자연치유력의 한 종류이지요.

폐는 우리 몸의 장기 중에서 가장 위쪽에 자리 잡고 있습니다. 모양도 아래로 다른 장기들을 덮어씌우고 있는 것처럼 생겼지요. 그래서 한의학에서는 폐를 다른 장부들의 뚜껑이라고 부릅니다. 그리고 폐는 바깥의 공기와 직접 접촉하는 유일한 장기입니다. 음식은 일정한 시간이 지나야 한 번씩 우리 몸으로 들어오지만 공기는 쉼 없이 폐를 드나들지요.

폐는 외부의 오염물질과 가장 많이 만나는 장기이기도 합니다. 그래서 폐는 우리 몸의 일차적인 파수꾼 역할을 하고 그만큼 민감하게 외부 공기와 오염물질에 반응합니다. 만약에 폐가 오염물질에 적극적으로 반응하지 않으면 숨을 쉬는 작용에 지장을 초래하게 되고, 숨을 쉬지 못하면 결국 우리 몸은 생명을 다하게 되니까요.

기침은 이런 폐의 기능 때문에 나타나는 매우 자연스러운 증상입니다. 폐가 외부의 오염물질을 만났을 때, 기침을 하지 않는다면 폐는 숨을 쉰다는 기본 기능을 할 수 없습니다. 기침을 통해서 폐나 기관지로 들어온 이물질을 빠르게 제거해야만 폐의 기능이 유지되지요. 따라서 기침이 생겼을 때는 무조건 기침을 멎게 하는 치료만 해서는 안 됩니다. 무엇이 폐로 하여금 기침을 일으키게 했는지 먼저 살피고 그 원인을 제거해야지, 절대 기침 자체를 멈추는 처방을 해서는 안 되지요.

예를 들어서 음식을 먹다가 사래가 들어서 기침을 한다고 생각해 봅시다. 이 때 기침을 강제로 멎게 하면 결국 음식물이 기관지로 들어가서 심한 경우 흡인성 폐렴을 유발할 수 있습니다. 당연히 기침을 할 만큼 해서 음식물을 제거하는 것이 가장 좋은 방법이지요. 마찬가지로 비염 환자가 목 뒤로 넘어가는 콧물, 즉 후비루로 인해서 기침을 한다면 후비루를 없애는 것이 옳은 방법이지 결코 기침을 멎게 하는 것이 옳은 방법은 아니지요.

이렇듯 기침은 우리 몸, 특히 폐나 기관지에 이물질이 들어가고 있으니 그것을 제거하려 한다는 신호입니다. 일단 들어간 이물질은 기침을 통해서 제거하고, 더 이상 이물질이 들어가지 않도록 하는 치료를 진행해야 기침을 제대로 치료할 수 있습니다.

🌿 기침은 왜 하는가?

기침은 기본적으로 폐나 기관지에 이물질이 생겨서 그것을 제거하고자 하는 우리 몸의 자연스러운 반응입니다. 그런데 이 이물질이 생기는 경우가 참 다양하다는 것이 문제지요. 흔하게는 감기에서도, 비염에서도, 편도선염이나 인후염 등에서도, 기관지염이나 폐렴에서도 이물질이 폐로 들어가거나 기관지에서 생깁니다. 그렇다면 기침을 일으키는 원인이 되는 질환은 무엇인지 살펴볼까요?

기침 감기로 인한 기침

감기로 인해서 생기는 기침은 소리가 가볍습니다. 물론 감기의 종류에 따라서 좀 달라지지만 보통은 귀에 거슬릴 정도의 소리는 아니지요. 감기 바이러스가 기관지 점막을 자극해서 기관지 점막이 좀 부어오르는 정도에서 나오는 기침이며, 특정한 시간에 더 많이 기침을 하지는 않습니다. 한두 번 기침을 하고 좀 있다가 다시 한두 번 기침을 하는 경향이 생기고 숨쉬기 어려워하거나 고열이 나거나 하지 않지요. 대부분의 경우는 10일 정도 지나면 스스로 낫습니다.

비염으로 인한 기침

비염으로 인한 기침은 두 가지의 경우가 있습니다. 첫 번째는 목 뒤로 넘어가는 콧물, 즉 후비루로 인해서 나는 기침이고요. 다른 하나는 구강호흡, 즉 입으로 숨을 쉬어서 나는 기침입니다.

후비루로 인한 기침의 특징은 가래가 끼는 듯한 기침을 하고 켁켁거리는 소리가 있는 기침을 하며, 잠을 자려고 누웠을 때나 아침에 일어났을 때 특히 기침이 심해집니다. 후비루가 조금씩 넘어가서 기관지가 시작하는 목구멍 안쪽에 끼게 될 때 그 자극을 제거하기 위한 기침이지요. 심한 경우에는 아침에 일어나서 기침하다가 가래를 뱉기도 합니다.

뱉어지는 가래는 비염의 종류에 따라서 그 색이나 형태가 조금씩 다르지요. 알레르기성 비염 환자는 맑거나 탁한 정도의 가래를 뱉고, 만성 비염 환자나 축농증 환자는 노랗고 끈적거리는 가래를 뱉습니다.

한편 입을 벌리고 숨을 쉬게 되면 기관지가 건조해집니다. 후비루가 없는 비염, 즉 비후성 비염이나 아데노이드성 비염 환자가 기침을 하는 경우지요. 기관지가 건조해지고 말라서 마른 기침을 자주 하게 되고 시간적인 특징은 없는 경우가 대부분입니다. 기침에 가래소리는 들리지 않고요. 또, 코가 먼지를 걸러주지 못하고 공기의 온도나 습도를 조절해주지 못하기 때문에 먼지가 많은 곳이나 추운 곳에서는 발작적으로 갑자기 기침을 하기도 합니다.

인후염이나 기관지염, 폐렴으로 인한 기침

인후염이나 기관지염 등 실제 상기도에 염증이 생겨서 나타나는 기침들의 특징은 우선 기침 소리가 매우 귀에 거슬린다는 점입니다. 개가 짖듯이 컹컹거리는 기침이 나면서 열이 나고 숨쉬기가 힘들어지며 목이 쉰다면 우선 급성 인후염을 의심해야 합니다. 이 질환은 매우 위험할 수 있기 때문에 즉시 전문적인 진료를 받아야 합니다.

만성 후두염의 경우는 숨을 들이쉴 때 소리가 쌕쌕거리는 소리가 나면서 잘 들이쉬기 어려워서 기침을 합니다. 급성이든 만성이든 후두염으로 인한 기침은 심할 경우 질식을 유발할 수 있어 매우 위험합니다. 기침을 하면서 아이가 늘어지고 진땀이 나거나 열이 심하거나 숨쉬기를 힘들어하면서 몸을 구부린다면 지체 없이 전문적인 진료를 받아야 합니다.

　기관지염의 기침은 마치 나팔을 부는 듯한 소리가 크게 나고 가슴이 울립니다. 보호자가 목을 가볍게 잡으면 쇳소리가 나는 기침을 하는 특징이 있습니다. 염증으로 인한 기침이므로 대부분 열을 동반합니다. 기관지염의 경우에도 전문적인 진료를 통해서 염증을 가라앉혀 주어야 기침이 멎게 됩니다.

　폐렴의 경우는 발작적인 기침, 즉 갑자기 기침이 일어나서 멎지 않고 수십 번을 기침하면서 마치 토할 듯이 괴롭습니다. 기침 소리도 기관지염처럼 크고 가슴이 울리지요. 기침으로 진료를 받았는데 폐렴이 의심된다면 무조건 의사의 지시를 따라야 합니다. 폐렴은 기침을 일으키는 여러 원인 중에 치사율이 가장 높은 질환이거든요. 입원이 필요하다면 입원해야 합니다.

천식으로 인한 기침

천식으로 인한 기침은 쌕쌕거리는 소리가 숨을 내쉴 때 난다는 특징이 있습니다. 가슴에 귀를 대고 숨소리를 들어보면 숨을 내쉴 때 마치 휘파람을 부는 듯한 소리가 나지요. 이걸 휘징음(wheezing)이라고 합니다. 기관지의 폭이 좁아져서 공기가 빠르게 지나가기 때문에 마치 휘파람처럼 소리가 나지요.

기침의 종류와 증상

기침의 종류	주요 증상	
기침 감기	귀에 거슬리지 않을 정도의 기침, 발작적이지만 연속적이지는 않음, 특정 시간에 더 기침을 많이 하지 않음, 감기의 다른 증상이 함께 나타남.	
비염으로 인한 기침	후비루로 인한 기침	주로 밤에 잘 때와 아침 기상 후에 심함, 가래가 목에 걸린 소리가 나면서 기침, 비염에 따라 가래의 상태와 색이 달라짐.
	기침구강호흡으로 인한 기침	마른 기침을 하고 가래 소리는 나지 않음, 시간적인 특성은 없음.
염증으로 인한 기침	인후염으로 인한 기침	개가 짖는 듯이 컹컹거림, 고열이 있음, 숨쉬기가 힘들어짐, 목소리가 쉼.
	기관지염으로 인한 기침	나팔을 불듯이 소리가 크게 기침을 함, 가슴이 울림, 목을 가볍게 잡으면 쇳소리가 나는 기침을 함, 대부분 열을 동반함.
	폐렴으로 인한 기침	발작적이면서 연속적으로 기침하며 토할 듯이 매우 괴로움, 기침 소리가 크고 가슴이 울리며 쥐어짜는 듯한 기침.
천식으로 인한 기침	숨을 내 쉴 때 쌕쌕거리는 휘파람 소리가 남, 기침도 있지만 숨쉬기가 어렵다는 것이 더 중요한 증상임.	

🌿 기침과 천식은 어떻게 다른가?

우선 천식이라는 질환의 증상에 대해 오해하는 사람들이 있습니다. 보통 기침을 발작적으로 많이 하면 천식이라고 생각하는 경향이 있는데, 이건 맞지 않습니다. 천식은 호흡곤란으로 인해서 숨을 가쁘게 쉬게 되고, 숨이 가빠지니까 기침을 하는 것을 주요 증상으로 합니다. 그러니까 기침 자체가 천식은 아니고 가쁜 숨을 몰아쉬다가 기침을 하는 것이 천식이라는 것이지요. 이런 증상은 정상인도 체험해 볼 수 있는데, 100m 달리기를 전력질주 하고 나면 숨이 가쁘다 못해 기침이 나는 경험을 해본 적이 있나요? 바로 그런 상태가 천식입니다.

천식은 분류 기준에 따라서 다양하게 나뉩니다. 천식을 일으키는 원인에 따라서 분류하기도 하고, 천식이 나타나는 나이에 따라서 분류할 수도 있지요. 천식은 기본적으로 기관지의 직경이 좁아져서 나타나는 증상인데, 일반적으로 기관지가 좁아지는 원인이 어디에 있는가에 따라서 외인성 천식과 내인성 천식으로 나누고 이 두 가지가 섞인 혼합성 천식도 있습니다.

외인성 천식

말 그대로 기관지가 좁아지게 하는 자극 원인이 외부로부터 오는 경우입니다. 흔히 알레르기성 천식이라고도 합니다. 먼지나 꽃가루 등

항원이 기관지로 들어와서 기관지 점막에 알레르기 반응을 일으켜 점막이 붓게 되고 결과적으로 기관지가 좁아져서 천식 증상이 나타납니다. 보통은 알레르기성 비염이나 아토피성 피부염 등의 알레르기성 질환을 가진 사람에게서 나타나기 쉽지요. 원인 물질이 밝혀지지 않은 경우라도 특별한 내인성 요소가 없다면 외인성 천식으로 분류하기도 합니다.

내인성 천식

기관지 감염, 즉 기관지염이나 모세기관지염 등 직접적인 감염에 의해서 기관지 점막이 붓고 천식증상이 나타나는 경우입니다. 감염 이외에도 과격한 운동을 하는 경우, 정서적으로 불안한 경우에도 천식 증상이 나타나면 내인성 천식으로 분류할 수 있습니다.

약물 유발성 천식

특정한 약물에 민감하게 반응해서 나타나는 천식을 말합니다. 가장 흔하게는 아스피린 유발성 천식이 있는데, 아스피린에 대해 특이체질 반응을 가진 사람들에게서 볼 수 있습니다. 아스피린에 대한 특이체질은 코에 생기는 용종(물혹), 기관지 천식, 아스피린 불내성(견디지 못함)의 세 가지 증상을 가진 경우이지요. 아스피린 이외에도 천식을 유발한다고 알려진 몇 가지 약물들이 더 있습니다.

🌿 천식을 악화시키는 요인들

천식을 악화시키는 요인 중에 가장 대표적인 것은 바로 운동입니다. 좀 이상하지요? 심폐기능을 좋게 하려고 운동하는 건데 천식이 악화되다니요. 왜냐하면 운동을 해서 호흡수가 증가되면 기관지에서 수분의 손실이 빠르게 일어나기 때문입니다. 수분의 손실이 많으면 기관지 점막이 건조해지고 기관지가 수축되기 때문에 결과적으로 천식 발작을 일으키는 것이지요. 앞에서 예를 든 100m 달리기를 생각해보면 이해가 될 것입니다.

두 번째 요인은 바로 대기 환경입니다. 온도와 습도가 물론 중요하고 미세먼지 등 오염 상태도 매우 중요하게 작용합니다. 건조하고 찬 공기는 천식 발작을 일으킬 수 있고 미세먼지 등 오염물질도 마찬가지입니다. 따라서 천식환자는 새벽에 찬 공기에서 운동하는 것을 반드시 피해야 합니다.

심리적인 불안정도 천식을 악화시킨다고 합니다. 특히 천식이 있는 아이가 부모한테 심하게 혼이 나는 경우처럼 불안한 상태가 되면 자율신경계의 불균형이 초래되고 이것이 기도를 수축시켜 천식 증상이 악화될 수 있지요. 그러니 천식이 있는 아이는 혼내기보다는 타이르는 것이 좋습니다.

마지막 악화 요인으로는 소화불량이 있습니다. 이해가 좀 어렵지요? 소화불량이 있으면서 역류성 식도염이 있는 경우에 천식이 악화되기 쉽습니다. 나아가서는 천식의 내인성 요인으로 작용하게 됩니다. 역류성 식도염이란 위액이 식도로 역류하면서 식도에 염증을 일으키는 것을 말합니다. 보통은 가슴이 타는 듯한 쓰라림이 주요한 증상인데요, 흔히 말하는 '신물'이 넘어오는 경우지요. 이렇게 식도가 자극을 받게 되면 연결되어 있는 신경인 미주신경이 작용하여 기도가 수축될 수 있어서 천식이 생깁니다.

아이들은 식도와 위가 연결된 분문이라는 꽈리가 약해서 잘 토하기도 하는데, 과식이나 소화불량으로 인해 자주 토하거나 위액이 역류하면 천식이 발생할 수 있다는 점을 알아두세요. 이런 것을 한의학에서는 식적수(食積嗽), 그러니까 먹은 것이 소화가 안 되고 쌓여서 기침이 나는 것이라고 합니다. 그래서 천식인데 소화제를 처방하면 낫는 상황도 벌어지지요.

🍃 기침과 천식을 똑똑하게 관리하는 법

기침이나 천식은 원인이 되는 질환을 치료하는 것만큼 일상생활에서의 관리가 중요한 증상입니다. 특히, 감기나 비염 등의 원인으로 인해서 일시적인 기침을 하는 경우가 아니라 만성적으로 오래 기침이 지속되는 경우라면 약물에만 의존하는 것보다는 적극적으로 일상생활을 관리해야 합니다.

우선 기관지로 차가운 공기가 직접적으로 들어가지 않도록 해야 합니다. 차가운 공기가 직접 기관지에 닿으면 기관지 점막이 수축되면서 기도가 좁아지므로 기침이나 천식을 악화시킬 수 있습니다. 따라서 입을 벌리고 숨을 쉬는 행동은 피해야 합니다. 외부 공기가 차가울 때는 반드시 마스크를 하는 등 보온에 신경 써야 합니다.

먼지가 많은 곳에 가는 것도 삼가야 합니다. 외인성 천식이나 기침이 아니더라도 먼지가 많고 공기가 탁한 곳에서는 기침과 천식이 악화될 수 있기 때문입니다. 집 안에서는 공기청정기를 사용하거나 자주 환기를 해줌으로써 공기가 오염되지 않도록 노력해야 합니다. 또 빨래를 집 안에 널 때에는 헹굼을 몇 번 더 해서 세제 가루가 공기 중에 떠다니지 않도록 주의하세요. 마지막으로 이불이나 담요 등 침구류를 햇빛에 자주 널어서 말리면 집먼지 진드기로부터 벗어날 수 있습니다.

평소 음식물도 차갑지 않게 먹도록 조심해야 합니다. 식도로 차가운 음식이 지나가면 바로 앞에 자리 잡은 기관지도 차가워져서 기침이나 천식이 악화될 수 있거든요. 기침이나 천식이 발작적으로 심하게 일어날 때는 따뜻한 물을 수시로 마시는 것이 증상 완화에 도움이 됩니다.

운동은 숨차지 않은 정도로 꾸준히 하는 것이 좋습니다. 특히 새벽에 하는 운동은 삼가야 하구요. 기침이나 천식에는 따스한 햇볕 아래서 걷기, 자전거 타기 등이 좋고 수영도 역시 좋은 운동입니다.

특히 수영은 숨을 참고 쉬었다가를 일정하게 반복하는 운동이기 때문에 심폐능력을 강화하므로 천식 치료에 매우 좋습니다. 다만 너무 차가운 물은 피해야 하고 수영 후에는 반드시 젖은 머리카락을 말려야 합니다.

가슴 가운데, 즉 양쪽 젖꼭지 사이를 원을 그리듯이 가볍게 문질러주는 것은 폐와 기관지의 기운이 고르게 퍼지도록 해서 기침을 진정시키는 데 도움이 됩니다. 여기는 '전중'이라고 하는 혈자리가 있는 곳입니다. 또 양 엄지손가락 아래쪽으로 손바닥의 도톰한 살 부분을 자주 주물러 주는 것도 도움이 됩니다. '어제'라고 하는 혈자리가 있는 곳이지요. 아이의 목 뒤에 툭 튀어나온 뼈를 기준으로 해서 양쪽을 아래쪽으로 마사지해주는 것도 기침을 진정시키는 효과가 있습니다. 여기는 '풍문', '폐수'라는 혈들이 있는데 폐의 기운을 고르게 해주고 강하게 만듭니다.

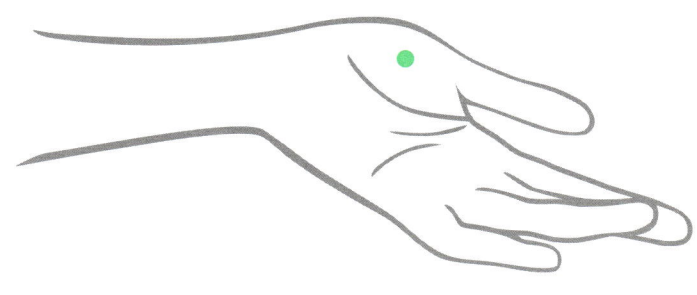

어제혈

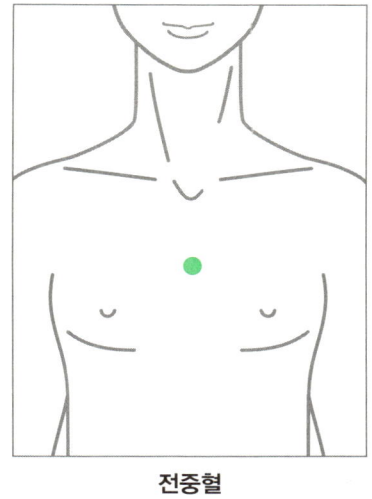
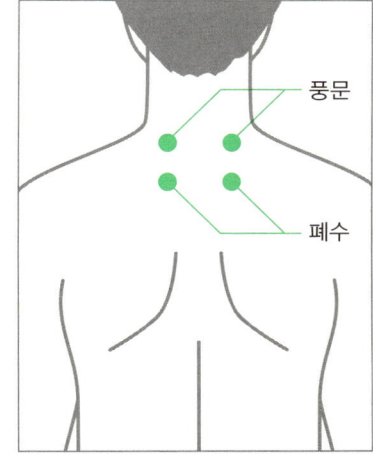

전중혈   풍문혈, 폐수혈

기침이 좀 오래된 경우에는 귤 껍데기를 말린 것에 무와 꿀을 좀 넣고 끓여서 차로 만들어 마시는 것도 도움이 됩니다. 도라지차도 좋은데, 아이들이 먹기에는 좀 쓰기 때문에 물엿이나 꿀을 좀 타서 따끈하게 자주 먹이면 좋지요.

기침이나 천식이 심하면 잠을 자기도 어렵습니다. 잘 때는 등 뒤로 이불 등을 말아 넣고 괴어서 상체가 약간 들리도록 해주면 좀 더 편하게 잘 수 있습니다. 특히 아이들의 경우는 잠을 잘 자지 못하면 성장에도 지장이 있기 때문에 기침으로 인해 잠을 잘 못 이루지 않도록 세심하게 살펴야 합니다. 또, 앞서 설명한 식적수(食積嗽)의 경우에는 누웠을 때 기침이 심해지기 때문에 자기 전에 음식을 먹는 것도 조심해야 합니다.

피부는 우리 몸의 거울이다 <u>06</u>

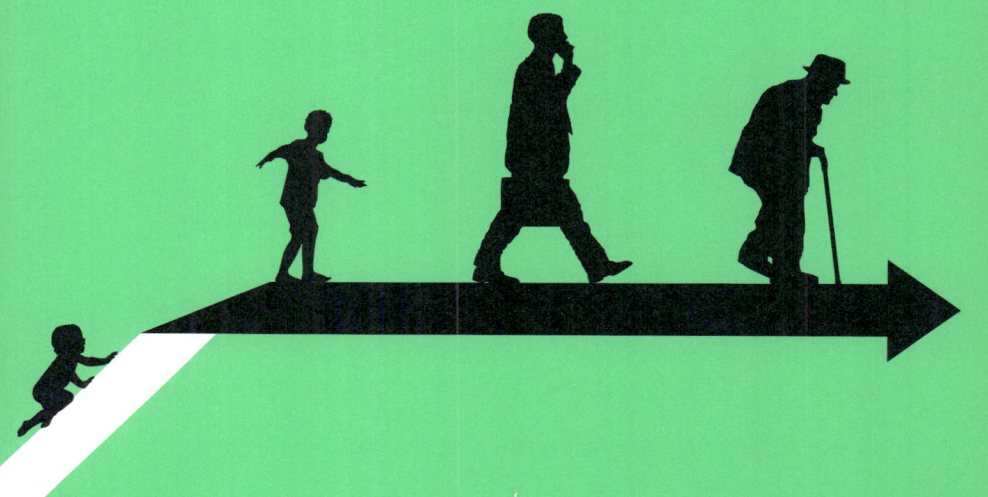

뽀얗고 부드러운 아이들의 피부는 모든 엄마들의 바람이지요. 그렇지만 여러 가지 원인으로 인해서 간혹 아이들의 피부에 문제가 생기기도 합니다. 가장 흔하게는 건조한 피부나 습진, 지루성 피부염 등이 있고 최근 증가 추세에 있는 아토피성 피부염도 있습니다. 한두 개만 생겨도 눈에 거슬리는 물사마귀(감염성 연속종)도 흔히 볼 수 있고요. 이번 장에서는 피부에 생기는 질환들에 대해서 알아보겠습니다. 우선 피부의 생리에 대해서 살펴본 뒤에 아이들에게 흔하게 생기는 피부질환들을 하나씩 설명하겠습니다.

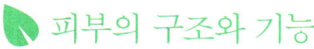 피부의 구조와 기능

피부는 우리 몸을 둘러싸고 있습니다. 단일 기관으로는 가장 넓은 면적을 자랑하지요. 무게도 만만치 않아서 체중의 약 16~20% 정도를 차지합니다. 피부는 우리 몸과 바깥 환경을 구분해주는 경계로서 많은 일을 하고 있습니다. 그리고 우리 몸 내부의 상황들을 밖으로 표현해주고 외부 환경의 변화를 내부로 전달하고 있지요. 피부질환을 예방하고 관리하는 효과적인 방법은 바로 피부의 구조와 역할을 이해하는 것에서 출발합니다.

🌿 피부는 어떤 구조일까?

피부는 크게 표피와 진피로 나뉩니다. 표피는 말 그대로 가장 바깥의 피부를 말하는데 매우 얇습니다. 이 표피에는 각질층도 포함됩니다. 진피는 표피 바로 아래의 좀 두꺼운 피부를 말합니다. 진피에는 혈관도 지나가고 땀샘과 피지샘, 모공 등이 분포하고 있습니다. 탄성조직으로 되어 있어서 외부의 압력에도 금방 원래 형태로 돌아오는 특성이 있지요.

피부 가장 바깥의 표피는 유리지방산이라는 지방막으로 덮여 있습니다. 이 지방막은 진피에 있는 피지샘에서 분비합니다. 그래서 피부는 방수가 됩니다. 이 지방막은 피부의 수분을 보호하고 외부의 먼지나 세균으로부터 피부를 지키는 중요한 역할을 수행합니다. 건조한 피부를 가진 경우는 바로 이 지방막이 잘 손실되거나 피지샘의 기능이 약해서 지방막이 잘 생기지 않는 것이지요. 반대로 너무

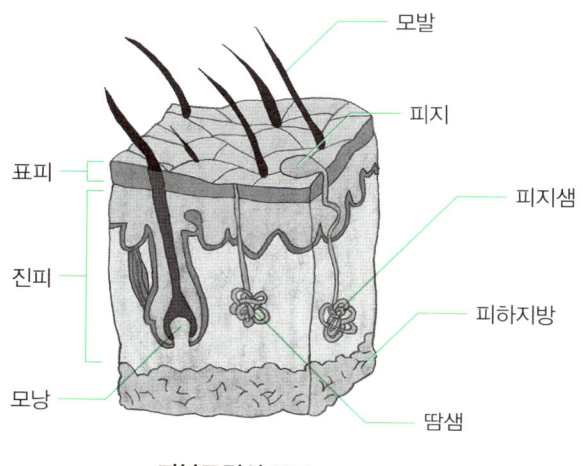

모발

피지

피지샘

피하지방

땀샘

표피

진피

모낭

피부조직의 구조

피지가 많이 분비되는 경우도 있습니다. 이런 상태를 지성 피부라고 합니다.

나중에 다시 설명하겠지만, 비누는 바로 이 지방막을 뜯어가는 물질입니다. 지방막은 약산성이고 비누는 염기성이거든요. 염기성의 비누가 지방막을 중화시켜서 피부로부터 뜯어가면, 외부의 먼지나 세균들도 지방막과 함께 제거됩니다. 그래서 건조한 피부를 가진 사람은 비누를 사용하지 않는 것이 좋지요.

피부는 마치 벽돌을 쌓아놓은 듯한 구조로 이루어져 있다고 생각하면 이해하기 쉽습니다. 위로 갈수록 벽돌의 크기가 작아지는 구조지요. 진피 아래쪽 벽돌도 매우 작은데, 이들은 장차 피부가 될 세포들, 즉 선유아세포와 섬유아세포라는 것들이 있습니다. 피부의 한

층이 각질화되어 탈락하는 데는 약 1개월 정도가 걸린다고 합니다. 그래서 피부의 상처가 아물었어도 흔적이 없어지기까지는 꽤 오랜 시간이 걸리지요.

피부는 생각보다 많은 일을 한다

피부는 우선 우리 몸을 외부로부터 보호하는 방어기능을 합니다. 피부가 없다면 우리 몸은 근육과 지방이 그대로 외부에 노출되겠지요. 앞서 설명한 대로 피부는 약산성의 지방막으로 외부의 유해물질로부터 우리 몸을 방어합니다. 또 물리적인 자극에 대해서도 완충작용을 해서 내부의 구조들이 직접적인 충격을 받지 않도록 하지요. 따라서 피부의 두께도 몸의 부위에 따라 달라집니다. 주로 얼굴이나 팔다리 쪽은 얇은 편이고 배와 허리, 등쪽으로는 좀 두껍습니다. 다시 말하면 외부의 충격으로부터 보호할 장기가 있는 곳이 두껍지요.

피부는 또 체온을 조절하는 기능을 합니다. 우리 몸에서 가장 면적이 넓고 외부와 직접 접촉하는 곳이기 때문에 체온 조절의 기능을 매우 효과적으로 수행하지요. 특히 체온을 적극적으로 내려야 할 때는 땀을 통해서 조절합니다. 피부에서 땀을 흘리면 그 땀이 증발하면서 많은 양의 열을 빼앗는 것이지요. 그래서 우리 몸은 감기 등으로 열이 날 때 일부러 땀을 흘리도록 합니다.

피부의 중요한 역할 중 하나는 배설 기능입니다. 바로 땀과 지방을 분비해서 우리 몸의 노폐물을 밖으로 내보내는 작용을 말합니다. 어차피 버릴 노폐물로 체온도 조절하고 수분도 보호하는 것이지요.

마지막으로 피부는 비타민 D를 합성합니다. 비타민 D는 뼈의 생리활동에 매우 중요한 역할을 합니다. 그래서 성장기 아이들에게 비타민 D가 부족하면 뼈의 생장이 잘 이루어지지 않게 되고, 나이가 들어서는 골다공증 등이 쉽게 진행됩니다. 현대 사회에 들어오기 전까지는 햇볕을 쬐면서 생활했기 때문에 비타민 D 부족이 심각하지 않았겠지만 최근에는 도시에서 햇빛을 볼 일이 그리 많지 않아서 비타민 D 결핍이 많습니다. 여름에도 햇빛에 나가려면 자외선 차단제를 바르니까요. 특히 아이들의 성장기에 반드시 필요한 비타민 D는 햇볕을 받기만 해도 피부에서 충분히 만들어진다는 것을 잊지 마세요.

🌿 피부는 우리 몸의 건강상태를 알려준다

현대의학에서는 피부를 심장이나 폐처럼 하나의 장기로 봅니다. 그래서 진료 과목 중에 피부과가 따로 있습니다. 그러나 한의학에서는 피부를 따로 떼어서 생각하지 않습니다. 지금부터 한의학에서 바라보는 피부 이야기를 좀 더 해보겠습니다.

피부는 우리 몸을 둘러싸고 있는 껍데기입니다. 이 껍데기는 외부의 자극이나 유해한 것들을 방어할 뿐 아니라 우리 몸 내부의 상태를 드러내기도 합니다. 예를 들어 폐결핵이 있는 환자는 양 볼이 발갛게 변하는 것을 볼 수 있고, 심장에 열이 많고 피곤한 환자는 입술이 잘 부르트고 터집니다. 이렇게 내부의 상태가 밖으로 나타나는 것은 피부가 우리 몸을 비추는 거울이기 때문이지요.

경락은 우리 몸 각 장부의 기운이 흘러 다니는 통로인데 주로 피부에 분포합니다. 한의학에서는 이 경락이 흐르는 곳의 피부상태를 통하여 내부의 장부 상태를 유추하지요. 가령 여드름이 주로 아래턱에 난다고 하면 그쪽은 대장과 상관된 피부이니 대장에 열이 많아서 생긴다고 보고 대장의 열을 식혀주는 치료를 하면 여드름이 호전됩니다. 하지만 뺨에 여드름이 많이 나타난다면 여기는 폐와 관련되어 있는 곳이니 폐를 치료해야 여드름이 없어집니다. 또 사타구니에 습진이 생기고 가렵다면 이는 간의 기운이 흐르는 곳이니 간을 살펴서 치료하면 낫습니다. 습진이 무릎 오금에 생겼다면 비위의 기능을 살펴서 치료해야 합니다.

이처럼 같은 피부 질환이라도 발생한 부위에 따라서 우리 몸의 어느 장부에 이상이 있는가를 알 수 있으며, 근본적인 치료는 그 장부를 다스리는 것이지요.

한편, 한의학에서는 피부에 질환이 생겼을 때뿐만 아니라 내과적인 진료를 할 때에도 피부의 상태를 기본적으로 살핍니다. 예를 들어 피부가 검은 편이고 거칠다면 몸에 열이 많은 것이고 반대로 하얇고 부드럽다면 몸에 열기보다는 습기와 한기가 많다고 볼 수 있지요. 눈 밑에 다크서클이 생겼다면 비염이나 소화불량 등으로 고생하고 있을 가능성이 높습니다.

혹시 한의원에서 침 치료를 받아본 적이 있나요? 침은 얕게 놓는가 아니면 깊게 놓는가에 따라서 달라지지만 기본적으로는 피부에 자극을 주어서 내부 장기를 치료한다는 원리를 가지고 있습니다. 손끝에 침을 놓는데 어째서 체했던 배가 낫는 것일까요? 바로 피부는 우리 몸을 드러내는 거울이자 외부의 자극을 안으로 전달하는 연결통로이기 때문입니다.

위와 같은 이유로 한의학에서는 피부에 생긴 질환을 피부의 질환으로만 보지는 않습니다. 그래서 현대의학의 피부과에서 행하는 치료와 근본적으로 다를 수밖에 없지요. 피부는 우리 몸의 거울이므로 피부에 질환이 생겼다면 그것은 우리 몸 내부의 어딘가에서 보내는 이상 신호라고 생각해야 합니다.

태열과 아토피의 증상 구별하기

태열(胎熱)은 출생 직후부터 첫 돌 전까지 나타나는 피부 증상입니다. 아이의 두피와 얼굴, 심하면 목까지 증상이 나타날 수 있습니다. 피부가 빨갛게 발적이 되고 거칠게 각질이 생기며 심한 경우 진물이 나오기도 합니다. 흔히들 태열을 아토피성 피부염과 혼동하거나 아토피성 피부염을 태열이라고 하는 경우도 있는데 이 둘은 전혀 다른 증상입니다. 눈으로 보기에 가장 큰 차이는 바로 증상이 생긴 부위에서 나타납니다. 태열은 몸통과 팔다리에는 생기지 않고 목 위쪽으로만 증상이 있는 반면에 아토피성 피부염은 몸통과 팔다리에도 나타나거든요.

아이는 엄마 뱃속에 있을 때 끊임없이 양수를 먹고 배설하기를 반복합니다. 양수가 외부로부터 완전히 차단되어 있어서 감염은 일어나지 않지만 아이의 배설물로 인해서 지속적으로 오염될 수 있지요. 이것을 태독(胎毒)이라고 부릅니다. 이 태독을 배출하기 위해서 태열이라는 증상이 나타나는 것입니다. 말하자면, 정도의 차이는 있지만 거의 대부분의 신생아들이 태열의 증상을 보이고, 이 증상은 지극히 자연스러운 일이지요.

물론 출생 과정에서 태열이 좀 더 심해지기도 합니다. 자연분만으로 태어난 아이는 머리와 얼굴로 엄마의 산도(産道)를 비집고 통과하게 되는데, 이때 연약한 피부에 마찰이 가해져서 태열이 좀 심하게 나타나기도 하지요. 반면에 제왕절개로 태어난 아이들은 대개 태열이 심하지 않습니다.

태열은 사실 별다른 처치 없이도 스스로 호전되는 증상입니다. 다만 진물이 흐를 정도가 되면 피부의 방어막이 소실된 것으로서 감염으로 인한 염증이 있을 수 있으므로 적극적으로 치료해야 하지

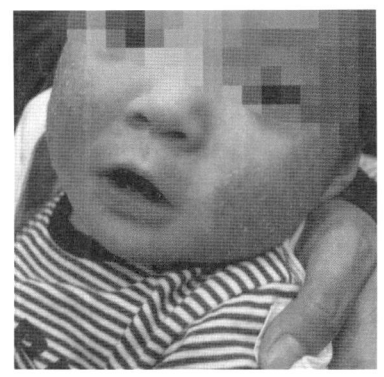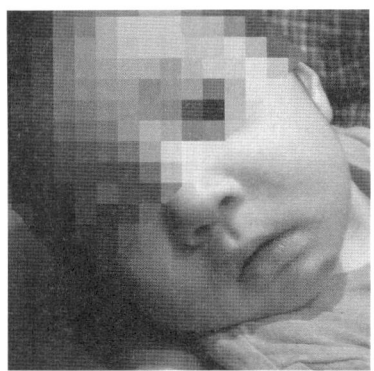

태열 치료 전/후

요. 진물이 흐르지 않고 다만 발적과 각질 정도만 있다면 굳이 약을 바르거나 할 필요는 없습니다.

태열을 관리하기 위해서는 목욕할 때 부드러운 면수건을 적셔서 가볍게 닦아주면서 각질을 제거해줍니다. 그러고 나서 보습제를 충분히 사용하면 됩니다. 오일 종류는 가급적 사용하지 않는 것이 좋습니다. 보습제도 유분이 많아 끈적거리는 정도의 제품이라면 사용하지 마세요. 바르고 나서 20분 이내에 피부에 흡수되는 제품이 좋습니다.

보다 적극적으로 관리하려면 아이의 소변을 이용하는 것이 좋습니다. 대변을 보고 나면 천기저귀로 갈아 채우고 거기에 소변을 보면 밀폐용기에 넣어서 모아둡니다. 그날 저녁에 목욕할 때 목욕물에 먼저 오줌 기저귀를 넣어서 소변을 우려내고 그 물에 아이를 담가서 목욕시킵니다. 마지막에 녹차 끓인 물이나 맑은 물로 한 번 더 헹궈 주면 되지요. 아이는 자신의 소변이기 때문에 알레르기 반응도 보이지 않으며, 아이의 소변에 많이 들어 있는 유로키나아제라는 물질이 태열을 가라앉히는 데 많은 도움을 줍니다. 한의학에서는 만 8세 이전 아이의 소변을 동변(童便)이라고 해서 약으로도 씁니다.

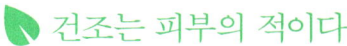

건조는 피부의 적이다

습진은 한자로 습진(濕疹)이라고 쓰기 때문에 진물이 있는 피부질환이라고 오해하기 쉽습니다. 그렇지만 습진이라고 해서 반드시 진물이 있는 것은 아닙니다. 주로 접촉성 피부염, 아토피성 피부염, 지루성 피부염, 화폐상 습진, 건성 습진, 습진성 피부염 등을 포함해서 부르는 개념이 바로 습진입니다. 이 중에서 지루성 피부염과 아토피성 피부염은 따로 다루기로 하고 여기서는 접촉성 피부염과 화폐상 습진 및 건성 습진에 대해 살펴보겠습니다.

접촉성 피부염

접촉성 피부염은 알레르기 반응의 일종으로 생기는 피부염입니다. 알레르기를 일으키는 물질과 접촉한 피부에 빨갛게 발적이 생기고 매우 가려운 피부염이 나타나지요. 금속에 닿거나 알레르기를 일으키는 음식물 등에 닿은 경우가 흔합니다.

아이들의 경우 입 주변에 음식물이 묻어서 생기는 접촉성 피부염을 흔하게 볼 수 있지요. 아토피성 피부염과 다른 점은 증상이 전신에 나타나기보다는 접촉한 피부에 한정되어 나타난다는 것이지요. 간혹 몸 전체에 증상이 생기기도 하지만, 어떤 원인에 의해서 생겼는지를 알 수 있다는 점도 아토피성 피부염과 다릅니다.

접촉성 피부염은 급성과 만성으로 크게 나눌 수 있는데, 급성의 경우는 대표적인 것이 옻나무와 접촉했을 때입니다. 급성은 보통 며칠 지나면 좋아지지만 만성의 경우는 몇 개월이나 심하게는 몇 년씩 증상이 남아 있기도 합니다.

보통 어떤 원인으로 인해서 접촉성 피부염이 생기는지 알 수 있기 때문에 우선 원인 물질을 접촉하지 않아야 하며, 피부가 건조해서 민감하지 않도록 관리하는 것이 중요합니다. 또한 피부의 면역을 길러주는 한약처방을 사용하면 매우 좋은 치료 효과를 볼 수 있지요.

화폐상 습진

이 습진은 생긴 것이 마치 동전모양과 비슷하다고 해서 화폐상 습진이라고 합니다. 피부에 동전 모양의 발적이 생기고 매우 건조해서 각질이 덮여 있게 됩니다. 가려움도 매우 심해서 참기 어려울 정도이지요. 잘못 긁으면 외부의 세균에 의해 2차 감염이 생기고 진물이 흐르기도 합니다.

임상에서 진료하다 보면 화폐상 습진과 아토피성 피부염을 혼동하기가 쉽습니다. 이 들은 피부에 나타난 증상의 경계가 얼마나 명확한가로 구별합니다. 아토피성 피부염은 정상적인 피부와 아픈 피부의 경계가 명확하지 않은 데 반해 화폐상 습진은 아주 명확하게 구분됩니다.

이 화폐상 습진과 비슷한 것이 건선이라는 피부질환입니다. 건선과의 구분은 좀 더 어렵기 때문에 전문의의 진단을 받는 것이 좋습니다. 소아과에서 이 화폐상 습진을 아토피성 피부염이라고 진단하는 경우가 간혹 있는데, 둘 다 습진성 피부염의 범주에 들기 때문에 오진이라고 하기에는 애매합니다.

건성 습진

주로 겨울철에 많이 생기는 습진입니다. 건조한 피부가 가장 큰 원인이지요. 아이들에게서는 흔하지 않은 습진이지만 남자 아이에게서는 간혹 볼 수 있습니다. 건성 습진이 나타나는 아이들은 대부분 몸에 열이 많아서 피부의 수분이 금방 없어지는 경향이 있습니다. 화폐상 습진과 다른 점은 경계가 명확하지 않다는 것인데, 아토피성 피부염과 많이 혼동됩니다. 다만 계절적으로 겨울에 심해지는 특성을 참고해서 아토피성 피부염과 구분할 수 있습니다.

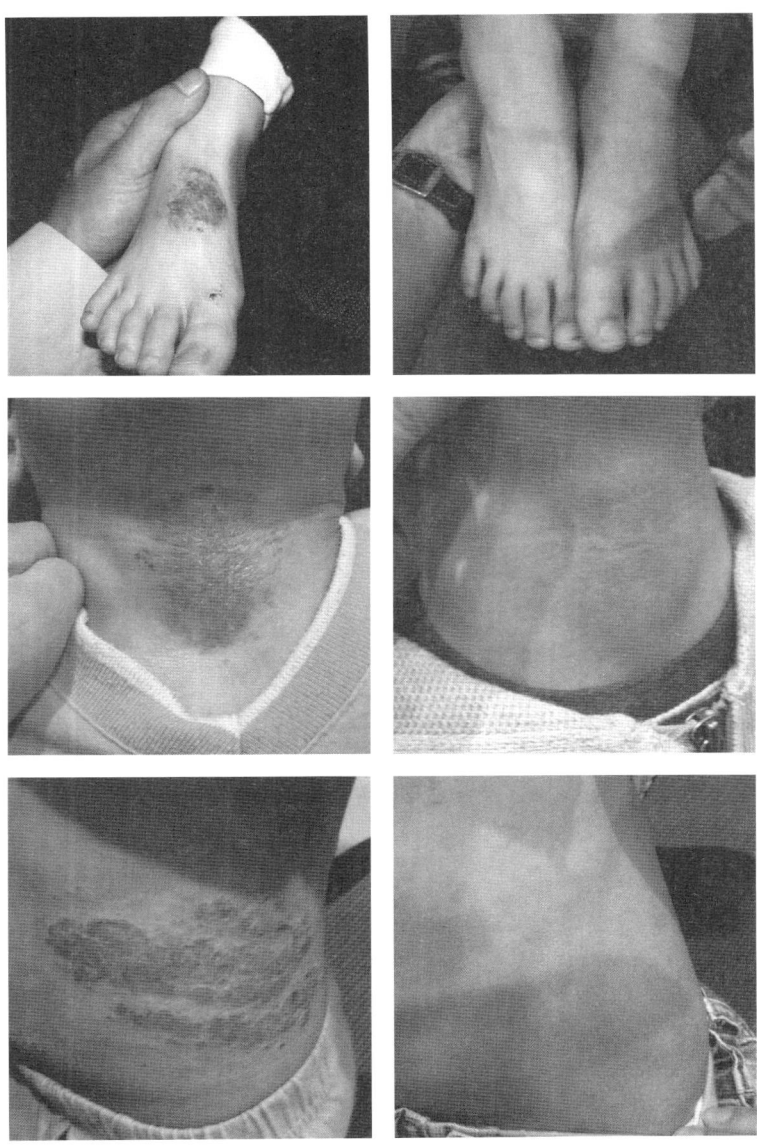

습진 치료 전/후

🌿 습진을 똑똑하게 관리하는 법

습진이 생기면 우선 가려움 때문에 괴롭습니다. 피부가 빨개지고 환부에서 열이 나면서 대우 가렵지요. 따라서 좀 시원하게 해주면 가려움을 진정시킬 수 있습니다. 물수건이나 녹차에 적신 수건을 냉장고에 넣어두었다가 가려움이 심한 부위에 대주면 가려움이 좀 나아지지요. 옷을 너무 두껍게 입어서 몸이 더워지면 더 가렵고 증상이 심해지므로 약간 가볍게 입고 실내온도도 좀 낮추는 것이 좋습니다.

피부가 건조하지 않도록 관리하는 것이 매우 중요합니다. 목욕은 될 수 있으면 몸 전체를 담그는 통목욕을 하는 것이 좋습니다. 비누를 사용하면 피부가 건조해지기 쉬우므로 될 수 있으면 비누보다는 다른 세정제를 사용하는 것이 좋습니다. 목욕 후에는 반드시 보습제를 충분히 발라서 피부의 건조를 막아야 합니다. 또 실내의 습도를 충분히 유지해서 피부의 수분 손실을 방지해야 합니다.

각질을 억지로 떼어내면 상처가 생기고 2차 감염이 일어나서 증상을 악화시킬 수 있기 때문에 절대로 떼어내서는 안 됩니다. 목욕할 때 부드러운 면수건으로 살살 문질러서 제거하세요. 보습제를 바를 때 각질이 있는 상태에서 바르면 효과가 떨어진다는 점도 기억하고 될 수 있으면 각질을 제거한 후에 바르는 것이 좋습니다.

간혹 목초액 같은 입욕제를 사용하는 것을 볼 수 있는데, 목초액은 자극이 매우 강하기 때문에 증상을 악화시킬 수 있으니 사용하지 않는 것이 좋습니다. 우려낸 녹차를 목욕물에 타서 목욕하는 것은 피부를 재생시키고 항균하는 작용이 있어서 권장할 만합니다.

민간에서는 황기 등을 달여서 먹기도 하는데요. 황기가 피부의 면역기능을 도와주는 작용이 있지만 경우에 따라서는 체질과 맞지 않을 수 있으니 반드시 한의사와 상담할 필요가 있습니다. 음식으로는 기름진 음식이나 단 음식이 증상을 악화시키는 경향이 있기 때문에 줄이는 것이 좋습니다.

🌿 가장 흔한 피부질환, 지루성 피부염

지루성 피부염은 전체 인구의 거의 대부분이 일생동안 한번은 겪는다고 할 정도로 흔한 피부질환입니다. 발생하는 부위에 따라서 피부질환의 모양이 좀 다르지요. 두피에는 노랗거나 하얀 각질이 생겨서 뭉치고 가려운데 환부는 붉기도 하고 붉지 않기도 합니다. 가벼운 지루성 피부염이 두피에 생기는 것을 흔히 비듬이라고 하지요. 몸통에 생기는 지루성 피부염은 노란색이거나 갈색으로 나타나고 몸이 접힌 부위에 나타나는 경우에는 선홍색의 환부에서 진물이 생기기도 합니다.

출생 직후의 아이에게서 나타나는 지루성 피부염은 태열과 구분하기가 좀 어렵지만 태열과 마찬가지로 아이가 자라면서 자연히 소실되는 경우가 많으므로 크게 걱정하지 않아도 됩니다. 특히 신생아의 경우는 두피와 얼굴에 많이 발생하는데 절대로 딱지를 마른 상태에서 억지로 떼어서는 안 되고 다른 습진형 피부질환과 마찬가지로 목욕할 때 부드러운 면수건으로 살살 문질러 제거해야 합니다.

지루성 피부염은 일반적으로 땀이 나면 더 심해지는 경향이 있기 때문에 옷을 자주 갈아입도록 하고 통풍이 잘되고 땀 흡수가 좋은 소재의 옷을 입히는 것이 좋습니다. 계절적으로는 여름보다는 가을과 겨울에 증상이 악화되는데, 이는 지루성 피부염이 자외선에 반응해서 호전되기 때문이지요. 따라서 햇볕을 자주 쏘이는 것이 지루성 피부염 관리에 도움이 됩니다. 또, 다른 습진성 피부염과 달리 지루성 피부염은 피지샘의 기능이 항진되어서 피지가 많이 분비되는 경우에 잘 발생합니다. 따라서 평소에 기름기가 많은 음식을 조심해야 합니다.

한의학에서는 지루성 피부염의 원인을 비습열(肥濕熱)이라고 생각합니다. 즉 기름기가 많으면서 축축하고 열이 많은 상태에서 나타나는 증상이라고 보는 것이지요. 실제 임상에서 보면 지루성 피부염을 가진 환자는 마른 체형보다는 살집이 있는 경우가 많고 피부의 색도 약간 어두운 편이며 더운 것을 잘 참지 못하는 경우가 많습니다. 가슴에 열이 많아서 한숨도 잘 쉬고 두통도 잘 생기지요. 따라서 한의학 임상에서는 습기와 열을 제거해주는 처방을 하면서 함께 체중조절을 해주면 지루성 피부염에 만족할만한 치료효과를 거둘 수 있습니다.

치료가 까다로운 아토피성 피부염

아토피성 피부염은 현대 사회에 들어서면서 점차 증가하는 만성 피부질환입니다. 아토피라는 말은 그리스어로 '기묘하다, 특이하다, 이상하다'라는 뜻인데요. 그만큼 아토피성 피부염 자체가 좀 이상하고 특이한 피부질환입니다. 주요한 증상은 미칠 듯이 가렵고 건조하며 각질이 많이 생기고 붉어진다는 점인데 만성으로 재발할 경우 피부가 검고 두껍게 변하는 '태선화'라는 것이 나타나기도 합니다. 아토피성 피부염은 다른 습진형 피부염과 혼동하기 쉬우므로 반드시 전문가의 진단을 받아야 합니다. 이제 아토피성 피부염의 원인과 증상, 치료와 관리에 대해서 알아보겠습니다.

아토피성 피부염의 원인

불행히도 아토피성 피부염의 원인은 아직 정확하게 밝혀지지 않았습니다. 다만 유전적인 요인과 환경적인 요인이 복합적으로 작용하고 있다는 것 정도가 원인으로 인정받고 있지요.

유전적인 요인은 우리 피부의 천연보습인자가 결핍되었다는 것입니다. 피부의 구조에서 알아보았지만 진피에서는 피부의 수분을 유지하기 위해서 피지샘이 계속 유리지방산을 만들어 피부를 보호하고 있습니다. 그런데 아토피성 피부염 환자의 경우 이 유리지방산을 만들어내는 피지샘의 능력이 부족하다는 공통점이 있습니다.

피부의 지방막이 부실하면 피부는 일차적인 보호막 없이 바로 외부에 노출되기 때문에 매우 민감해집니다. 약간의 자극에도 민감하게 반응할 수밖에 없으며 그 반응이 바로 가려움으로 나타납니다. 예를 들어, 비누칠을 열심히 해서 샤워하고 나오면 피부가 뻣뻣하면서 따끔거리거나 가려운 적이 있을 것입니다. 이는 비누가 피부의 지방막을 모두 걷어냈기 때문이지요.

아토피성 피부염 환자가 느끼는 가려움은 상상을 초월합니다. 문제는 가려워서 피부를 긁기 때문에 나타납니다. 정상적인 피부를 가진 사람도 가끔 까닭 없이 가려울 때가 있지 않습니까? 그런데 정상적인 경우는 긁어서 가려움이 사라지면 그뿐이지 피부가 부어오르거나 염증이 생기거나 하지 않습니다. 그러나 아토피성 피부염의 경우는 피부에 보호막이 없기 때문에 긁는 자극으로도 피부가 부어오르고 염증이 생기며 심하면 2차적인 감염도 일어납니다. 이런 과정이 반복되면서 아토피성 피부염이 심해지는 것이지요.

환경적인 요인에는 여러 가지가 있습니다. 피부에 자극을 줄 수 있는 먼지나 특정한 알레르기 유발 물질, 각종 화학제품 등 무척 다양합니다. 그런데 우리 몸의 유전자가 대응법을 잘 모르는 새로운 물질들이 가장 문제가 되지요.

예를 들어 우리 몸은 황사에 대해서는 대처법을 알고 있지만 최근의 황사는 그 안에 새로운 각종 화학물질들이 섞여 있어서 우리 몸이 적당한 대응법을 찾기가 어렵습니다. 그만큼 새로운 자극이 피부에 작용해서 아토피성 피부염을 악화시킵니다. 오염된 환경이 아토피성 피부염을 일으킨다고 생각할 수도 있지만 엄밀하게 따지자면 원인이 아니라 악화시키는 요인일 뿐입니다. 근본 원인은 앞서 밝힌 대로 피부의 보호막이 없어서 미세한 자극에도 가려움을 느끼는 것이며, 환경적인 요인은 그 자극을 지속적으로 가하고 있는 것이지요.

　어쨌거나, 과거에는 그다지 많지 않았던 아토피성 피부염 환자가 현대 사회에 들어서면서 갈수록 증가한다는 것은 피부에 자극을 주는 환경적인 요인들이 늘어가고 있다는 증거입니다.

　한의학에서는 아토피성 피부염의 원인을 어떻게 보고 있을까요? 바로 혈열(血熱), 즉 피에 열이 생겨서 나타나는 것이라고 생각합니다. 이유는 이렇습니다. 희한하게도, 아토피성 피부염을 가진 환자들은 낮보다 밤에 훨씬 더 많이 가려워합니다. 밤은 음양(陰陽) 중에서 음(陰)에 해당하고 밤에 심해지는 병들은 음병(陰病)이라고 합니다. 우리 몸에서 기(氣)와 혈(血) 중에 음(陰)에 해당되는 것은 혈(血)이지요. 그래서 일단 아토피성 피부염은 혈병(血病, 피에 병의 원인이 있다)이라고 봅니다.

　그리고 아토피성 피부염의 환부는 대부분 빨갛고 따뜻합니다. 바로 열(熱) 때문이지요. 이 두 가지를 근거로 한의학에서 아토피성 피부염을 혈열병으로 분류하는 것입니다. 이 혈열이 피부를 바짝 말려서 수분이 사라지고 지방막이 없어진다고 봅니다. 여기에 건조함이 매우 심하면 바로 풍(風, 바람)의 작용이 더해진 것이고 진물이 흐른다면 습(濕, 습기)의 상태가 더해진 것이지요.

이런 식으로 하나씩 분류해서 그 환자의 아토피성 피부염의 원인을 찾아냅니다. 나아가 그 혈열을 만들어낸 원인이 무엇인지까지 찾아내면 그 이후의 치료 방향이 정해집니다. 어린아이의 경우는 대개가 소화기에서 열이 발생합니다. 성인의 경우는 심장이나 폐, 간 등에서 열이 발생하지요.

아토피성 피부염의 증상

아토피성 피부염은 다른 습진성 피부염과 혼동하기 쉽습니다. 일반적으로는 피부의 가려움이 심하고 건조하며 각질이 많이 일어나고 환부가 붉게 발적된다는 공통점이 있지요. 다만 아토피성 피부염은 잘 발생되는 부위가 있고, 증상이 전신적으로 나타나는 경향이 있다는 점에서 구별됩니다.

아토피성 피부염은 우리 몸에서 접히는 부분에 특히 잘 생깁니다. 팔 오금이나 무릎 오금, 목 주변, 사타구니 등이 대표적인 부위지요. 또, 다른 습진성 피부염들의 환부가 대부분 경계가 명확한 반면에 아토피성 피부염은 경계가 명확하지 않다는 점도 다릅니다.

가려움이 매우 심하기 때문에 자주 긁게 되는데, 상처가 생기면 2

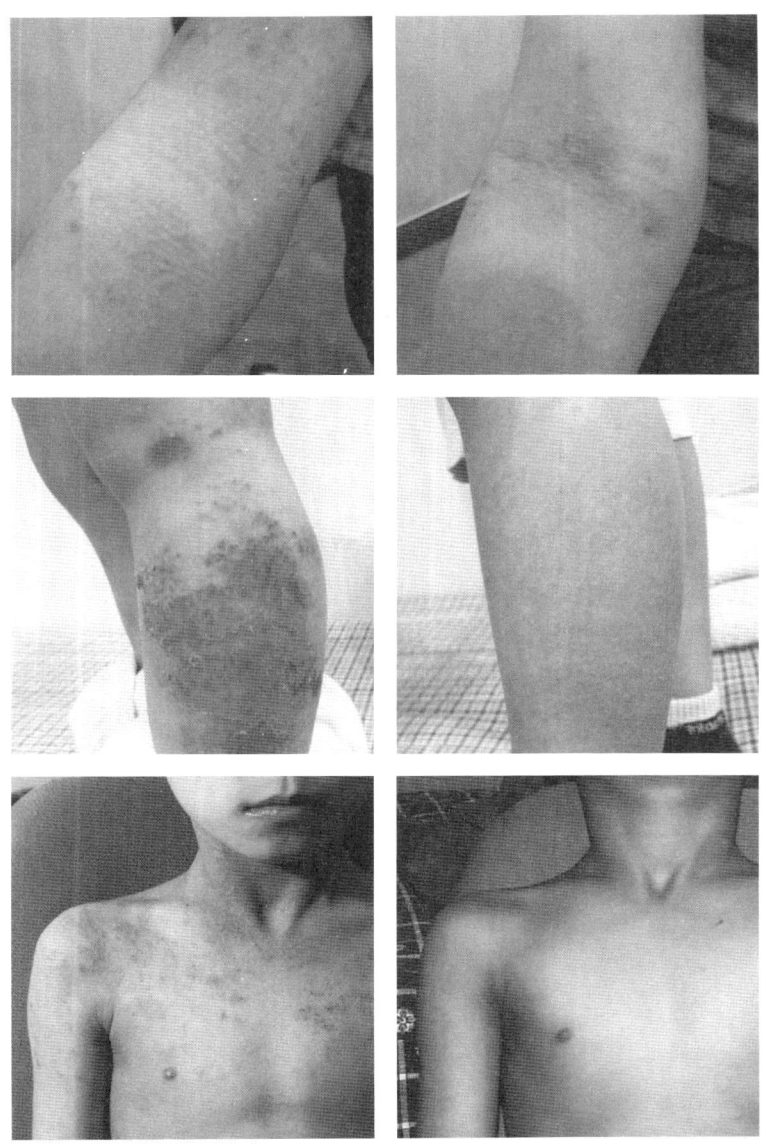

아토피성 피부염 치료 전/후

차 감염이 일어나서 진물이 흐르고 상처가 악화되며 잘 낫지 않습니다. 어른보다는 아이들의 경우에 가려움을 참지 못해서 증상이 악화되지요. 2차 감염이 반복되면 피부가 코끼리 피부처럼 두꺼워지고 거무스름하게 변하는 태선화가 진행되므로 주의해야 합니다.

보통 아토피성 피부염은 유아형과 성인형으로 크게 나눌 수 있습니다. 유아형에서는 진물이 좀 더 많이 나타나는데, 이는 2차 감염에 의한 것입니다. 성인형에서는 건조하고 태선화된 피부가 나타나기 쉽습니다.

아토피성 피부염의 치료는 쉽지 않다

아토피성 피부염의 치료는 쉽지 않습니다. 현대의학에서도 스테로이드 제제를 사용하거나 경우에 따라서 항히스타민제와 항생제, 소염제를 증상에 맞추어 사용하는 것 이외에 뚜렷한 방법이 없는 실정입니다. 그런데 아토피성 피부염에 가장 많이 사용되는 스테로이드 제제는 그 부작용도 만만치 않아서 주의 깊게 사용해야 하지요.

아토피성 피부염의 치료는 크게 현대의학적인 방법과 한의학적인 방법, 그리고 민간요법에 의한 방법으로 접근해볼 수 있습니다. 또 외용제, 즉 피부에 바르거나 목욕할 때 보조적으로 사용하는 요법과 먹는 약이나 음식으로 크게 나눌 수 있습니다.

현대의학에서는 스테로이드 제제 등을 피부에 바르거나 내복하는 방법이 일반적입니다. 또한 피부의 일차적인 보호막을 만들어 보습 상태를 유지하기 위해서 다양한 세정제와 입욕제, 보습제 등이 사용됩니다. 한의학적인 방법에서도 한약재를 이용한 입욕제와 연고 등이 사용되지요. 현대의학적인 관점에서 사용하는 보습제나 입욕제는 인위적으로 피부의 보호막을 만들어주는 것이 목적인 반면에 한의학적인 치료와 처방은 장기적으로 피부 스스로가 보호막을 만들 수 있도록 도와주는 것을 목적으로 합니다.

예를 들어 녹차를 이용해서 입욕을 할 때, 녹차는 항균작용으로 2차 감염을 막아줄 뿐 아니라 피부 자체를 재생시키는 효과가 있어서 장기간 사용하면 피부를 건강하게 만들어줍니다. 먹는 약의 경우에도 스테로이드 제제는 염증을 억제하는 작용을 통해서 아토피성 피부염의 증상이 나타나지 않도록 하는 반면 한의학에서 사용하는 처방들은 혈열(血熱)을 조절함으로써 피부가 스스로 건강한 생리를 할 수 있도록 도와준다는 차이가 있습니다.

그러나 아토피성 피부염은 어떤 방법을 선택해서 치료를 하건 만성적으로 재발할 가능성이 매우 높은 질환입니다. 유아형 아토피성 피부염의 경우는 사춘기가 지나면서 스스로 나아지는 경향이 많기 때문에 다행이지만 성인형의 경우는 그렇지 않지요. 그래서 많은 수의 환자들이 민간요법으로 눈을 돌리는데, 매우 조심해야 합니다.

민간요법의 특성상 그 방법을 일반화하기는 매우 어려운데다가, 의학적으로 효과가 있다는 통계도 없습니다. 더구나 사람은 각각 체질도 다르고 아토피성 피부염의 증상도 다릅니다. 답답한 마음에 민간요법에 눈을 잘못 돌리면 오히려 피부증상을 악화시킬 수 있으니 주의하세요.

🌿 스테로이드의 불편한 진실

아토피성 피부염이나 피부질환을 앓고 있는 경우에 참 많이 듣게 되는 약 이름이 바로 스테로이드 호르몬 제제입니다. 스테로이드 호르몬은 우리 몸에서 꼭 필요한 호르몬인데 콜레스테롤을 재료로 만들어집니다. 스테로이드 호르몬은 종류도 많은데 그 중 여기서 이야기하는 스테로이드 호르몬은 바로 부신피질이라는 곳에서 만들어지는 당질 코르티코이드라는 것입니다.

부신은 신장 위에 삿갓모양으로 조그맣게 있는 조직인데요. 겉의 피질과 속의 수질로 나뉘지요. 피질에서 만드는 3가지의 중요한 호르몬 중에 당질 코르티코이드가 있고 줄여서 코티졸이라고 부릅니다. 코티졸도 종류가 매우 많은데, 주요한 작용은 우리 몸의 포도당 대사, 염증 반응, 스트레스를 견디는 힘에 관여한다는 정도로 알아두면 됩니다. 그 중 피부질환에 스테로이드를 사용하는 이유는 바로 염증반응에 작용하기 때문이지요.

감기로 소아과에 가면 소염제를 처방받는 경우가 많습니다. 이 소염제를 크게 스테로이드 계열이냐 아니냐로 나누지요. 스테로이드가 염증반응에 관여해서 염증이 일어나지 않도록 해주기 때문입니다. 마찬가지로, 아토피성 피부염이나 피부질환에 스테로이드를 사용하면 염증 자체가 발생하지 않기 때문에 환부가 나은 것처럼 보이지요. 문제는 이런 작용이 지속적이지 않으며, 반복적으로 사용했을 때 부작용이 만만치 않다는 점입니다.

스테로이드 제제를 오랫동안 잘못 사용했을 때의 가장 흔한 부작용은 피부가 얇아지고 혈관이 드러나며 건조해진다는 것입니다. 또 내복하는 스테로이드를 장기간 사용하면 얼굴이 부어올라 달덩이처럼 되거나 몸에 살이 많이 찌는 부작용도 생깁니다. 이런 부작용에도 불구하고 스테로이드 제제를 피부질환에 사용하는 이유는 무엇보다도 즉각적인 효과를 보여주기 때문입니다. 스테로이드 제제는 아토피성 피부염의 증상을 완화시켜서 환자가 견디기 쉽게 해줍니다. 그러나 근본적으로 아토피성 피부염을 치료해주는 약물은 아닙니다. 더구나 장기간 무분별하게 사용하면 부작용도 심할 수 있습니다.

스테로이드 제제를 사용하다가 중지하면 갑자기 증상이 심해지는 경우를 자주 보는데, 이것을 스테로이드 반동 작용(steroid rebound)이라고 합니다. 스테로이드 제제에 의해서 억눌려 있던 염증반응이 갑자기 일어나서 생기는 현상이지요. 그래서 스테로이드 제제는 서서히 줄여가는 것이 원칙입니다. 처음에는 강한 정도의 스테로이드 제제를 사용해서 증상을 일단 완화시킨 다음에 약한 정도의 스테로이드 제제로 일정기간 유지하다가 중지하는 것이 일반적인 방법이지요.

따라서 피부과나 소아과를 자주 바꾸어 옮겨 다니면 좋지 않습니다. 처음에는 강한 정도의 스테로이드 제제를 쓰는데, 병원을 옮기게 되면 약한 정도의 스테로이드로 바꾸기 전에 다시 강한 정도의 스테로이드를 쓰기 때문이지요.

스테로이드는 반드시 같은 병원에서 처방받아야 차츰 줄여나갈 수 있습니다. 또, 일반 약국에서 처방전 없이 구입할 수 있는 일반의약품 중에 스테로이드 제제 연고가 많은데, 스테로이드 제제가 필요한 경우에는 반드시 의사의 처방을 받아야 합니다.

실제로 보호자들과 상담하다 보면 스테로이드 제제에 대해서 불신과 불안감을 가지고 있는 경우가 참 많습니다. 하지만 정확하게 처방받아 정해진 용법대로 사용하는 경우는 그렇게 염려할 정도로 부작용이 생기지 않습니다. 문제는 임의로 스테로이드 제제를 남용하거나 오용하는 경우지요. 매우 좋은 효과를 가진 제제이지만 잘못 쓰면 독이 된다는 것을 명심하세요.

🍃 아토피성 피부염을 똑똑하게 관리하는 법

다른 피부질환과 마찬가지로 아토피성 피부염도 세심한 일상 관리가 필요합니다. 특히 매우 민감해져 있는 피부에 자극을 줄 수 있는 요소들을 피하는 것이 원칙이지요. 옷과 환경, 목욕, 보습 등으로 나누어서 살펴보겠습니다.

옷은 될 수 있으면 면으로 된 제품이 좋습니다. 다만 표면이 까칠하면 자극이 심해지므로 부드러운 재질의 옷을 입히세요. 여름철에는 땀이 많이 나는데, 면 제품은 땀을 배출하는 기능이 떨어지므로 자주 갈아입히는 것이 좋습니다. 요즘 많이 나오는 기능성 섬유로 만들어진 옷은 대부분 화학섬유라서 권장하기는 어렵습니다.

아토피성 피부염이 있는 환자는 건조한 환경에서 증상이 심해집니다. 따라서 주변 환경, 특히 실내의 습도를 잘 조절해줄 필요가 있지요. 또 피부 자체의 수분도 부족하기 때문에 물을 수시로 마셔서 몸 자체의 수분도 충분히 유지해야 합니다. 물을 마실 때는 한꺼번에 많이 마시지 말고 한두 모금씩 자주 마시는 것이 좋습니다.

외부에서 묻은 먼지나 세균 등이 피부를 자극해서 가려움이 심해질 수 있으므로 목욕을 잘 해야 합니다. 보통 샤워보다는 물속에 들어가는 통목욕이 바람직한데, 매일 하기는 어려우므로 2~3일에 한번은 통목욕을 하는 것이 좋지요. 또한 피부에 묻은 오염물질을 제거하기 위해서 사용하는 비누는 오히려 피부의 지방막을 걷어내어 더욱 건조하게 하므로 약산성 세정제를 사용하는 것이 좋습니다. 약산성 세정제를 구하기 어려우면 아토피성 피부염 전용으로 판매되는 목욕용품을 사용하세요. 다만 비누는 약산성이라는 표시가 없으면 모두 알칼리성이므로 사용을 피하세요.

보습에도 신경을 많이 써야 합니다. 피부가 건조하면 자극을 민감하게 받아들이기 때문에 수시로 보습제를 덧바르는 것이 좋습니다. 목욕 후에는 반드시 발라야 하지요. 다만 유분이 많은 보습제는 오히려 먼지를 잘 흡착시키기 때문에 피하는 것이 좋고 같은 이유에서 오일 종류도 쓰지 않아야 합니다. 보습제는 바른 후 10~20분 내에 피부에 흡수되는 것이 좋습니다. 또한 피부의 지방막과 유사한 구조를 가진 세라마이드나 MLE 같은 성분을 함유한 제품을 구해서 사용하면 좀 더 나은 보습효과를 기대할 수 있습니다.

현대의학에서는 식이요법이 아토피성 피부염에 별다른 효과를 보이지 못한다고 합니다. 그러나 실제 임상에서 보면 기름진 음식이나 지나치게 단 음식을 섭취하는 경우에 아토피성 피부염 증상이 심해지는 경향을 자주 볼 수 있습니다. 식이요법으로 아토피성 피부염을 낫게 하지는 못하더라도 좋지 않은 음식은 피하는 것이 증상을 악화시키지 않는 방법이겠지요.

🌿 사마귀와 물사마귀

사마귀와 물사마귀(정확하게는 감염성 연속종)는 모두 바이러스에 의해서 생기는 피부질환입니다. 사마귀는 인체유두바이러스(HPV)가 일으키고 물사마귀는 MCV라고 하는 바이러스가 일으키지요. 형태상 피부에서 볼록하게 튀어나오기 때문에 둘 다 사마귀라고 부르지만, 물사마귀는 가운데에 배꼽처럼 옴폭하게 들어간 부분이 있습니다.

사마귀 자체는 통증을 일으키지 않지만 보기에 좋지 않고 특히 발바닥이나 발에 생기면 걷기가 어려워지고 통증이 생길 수도 있습니다. 사마귀는 모양에 따라서 보통사마귀와 편평사마귀로 나뉘고 생기는 부위에 따라서 족저사마귀(발바닥에 생기는)로 나눌 수 있지요.

보통 피부면역이 정상적인 경우에는 사마귀나 물사마귀의 바이러스에 감염되어 증상이 나타났더라도 자연적으로 없어지지만 피부면역이 약하면 점점 번지게 됩니다. 사마귀나 물사마귀를 일으키는 바이러스는 사람들에게 매우 흔하게 퍼져 있지만 사람에 따라서 증상이 있거나 없거나 하는 이유는 바로 피부의 면역력과 저항력에 따라 달라지기 때문입니다.

그래서 한의학에서는 사마귀나 물사마귀를 외과적으로 제거하는 치료보다는 피부의 면역력을 키우면서 경과를 관찰합니다. 실제 임상에서 겪어보면 피부면역이 약화된 사마귀, 물사마귀 환자들은 감기나 기타 감염성 질환에도 자주 걸리는 것을 볼 수 있지요. 그래서 전반적인 우리 몸의 면역력을 강화시키면서 특히 피부의 생리와 기능이 정상적으로 이루어지도록 하는 처방을 사용하면 수개월 내에 거의 자연히 소실됩니다.

일상생활에서는 사마귀나 물사마귀 부위를 만지거나 잡아 뜯지

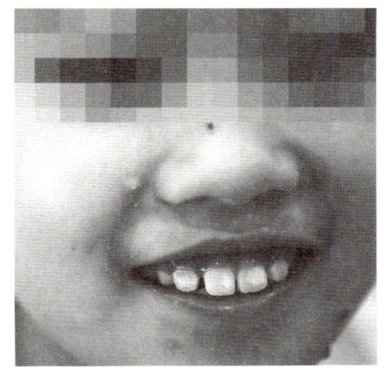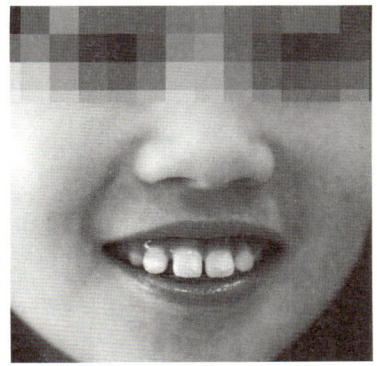

사마귀 치료 전/후

않도록 주의해야 합니다. 바이러스에 의한 질환이므로 번질 수 있기 때문이지요. 흉터나 통증을 남길 수 있기 때문에 레이저나 냉동 등의 요법으로 직접 제거하는 방법은 가장 마지막에 선택해야 합니다. 자연스럽게 탈락되어 없어지도록 하는 것이 흉터나 부작용을 막을 수 있는 최선의 방법이니까요. 그러기 위해서는 우리 몸 자체의 면역력, 특히 피부의 면역력이 강해져야 합니다.

건강한 피부를 만들려면?

건강한 피부를 가지려면 피부에 뭔가를 잘 발라야 한다고 생각합니다. 최근 넘쳐나는 기능성 화장품들의 광고 때문이지요. 하지만 피부에 아무리 좋은 것을 바른다고 해도 내부의 건강상태가 좋지 않으면 결코 피부는 건강해지지 않습니다. 바로 피부는 우리 몸의 내부를 비추는 거울이기 때문이지요. 그러므로 피부가 건강하려면 우선 우리 몸이 건강해야 합니다. 특히 피부와 밀접한 관련이 있는 폐와 대장, 그리고 소화기와 심장의 건강이 중요하지요.

폐의 건강을 위해서는 비염 등의 질환을 잘 관리해야 합니다. 또 일상에서 온도와 습도의 변화가 너무 급작스럽지 않도록 주의해야 하며 숨이 약간 찰 정도의 규칙적인 운동을 통해서 폐의 기능을 강화해야 하지요.

대장은 규칙적인 배변과 충분한 수분의 섭취가 우선되어야 합니다. 대장의 중요한 역할 중에 우리 몸의 수분을 조절하는 기능이 있거든요. 수분이 부족해지면 대장은 대변에서 수분을 흡수해서 보충하려고 합니다. 대변에서 수분이 지나치게 재흡수되면 변이 단단해지고 변비가 되기 쉽고 가스가 많이 발생되어 독소로 작용합니다. 그러면 대장에 열이 생겨서 피부에 여드름 같은 트러블이 많이 생기게 되지요.

소화기의 건강을 위해서는 무엇보다도 규칙적이고 일정한 식사습관이 중요합니다. 많이 먹었다가 굶기를 반복하는 습관은 소화기의 기능을 망가뜨릴 수 있습니다. 피부도 영양을 먹고 살아야 하는데 소화기의 기능이 좋지 않으면 건강한 피부를 유지할 수 없지요.

심장이 중요한 이유는 바로 심혈관계, 즉 피부로의 영양공급이 혈액을 통해서 이루어지기 때문입니다. 심장이 허약하거나 심장 질환이 있는 사람들의 피부는 대부분 윤기가 없고 어둡습니다. 따라서 평소에 심장을 튼튼하게 만들기 위해 규칙적인 운동을 습관화해야 합니다.

이렇게 폐와 대장, 소화기와 심혈관계는 피부의 건강과 밀접한 관련이 있습니다. 그러니까 이들의 건강을 유지하는 것이 바로 피부의 건강을 유지하는 노력과 같지요. 피부는 우리 몸의 가장 바깥에 있으면서 우리 몸을 보호하는 일차적인 방어막이고 내부의 건강과 이상을 바깥으로 표현해주는 거울입니다. 건강한 피부는 건강한 몸에서 자연스럽게 드러나기 마련입니다. 결코 인위적으로 피부만 가꾼다고 되는 것은 아니라는 점을 잊지 마세요.

잘 먹고 잘 싸는 법 07
: 소화기 질환

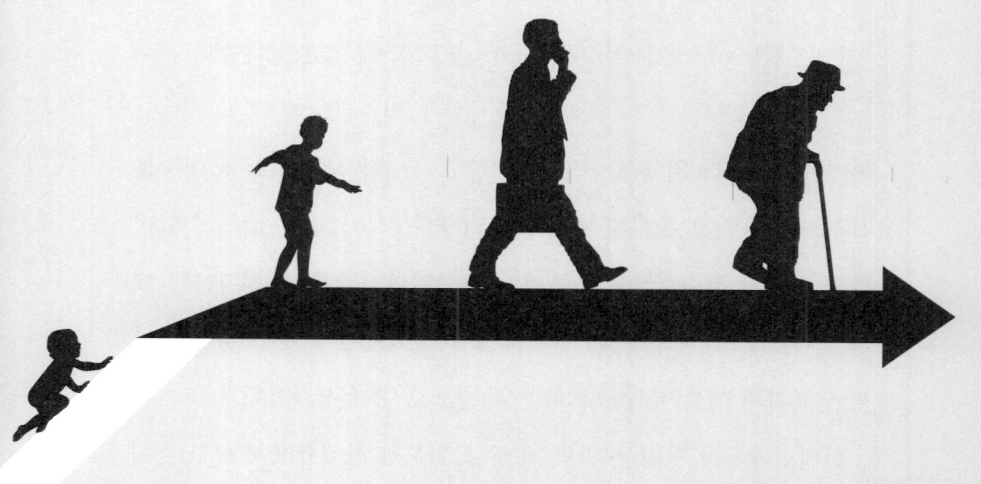

배가 자주 아픈 아이, 설사를 잘하는 아이, 밥을 잘 먹지 않는 아이
처럼 소화기에 관련된 불편함을 호소하는 경우가 많이 있습니다. 이
번 장에서는 소화기에 대해서 알아보고 아이들에게 흔한 소화기 증
상들을 살펴보겠습니다.

🌿 아이가 먹는 음식이 바뀔 때 주의하라

현대의학에서는 입에서 시작해서 식도, 위, 십이지장, 소장, 대장을
거치는 소화관과 흡수된 영양소를 합성하고 분해하는 대사를 담당
하는 간까지 소화기라고 부릅니다. 그러니까 소화의 마지막은 간에
서 끝나는 것이지요. 반면 한의학에서는 소화관과 간을 따로 떼어
서 생각하지 않고 비위(脾胃)라는 개념으로 함께 생각합니다.

　현대의학에서 말하는 간의 기능 중 일부가 한의학에서 보는 비위

의 기능 중 일부에 포함되는 것이지요. 어쨌거나 비위는 우리 몸에서 아주 중요한 역할을 담당하는 장부입니다. 먹어야 사니까요. 우리는 몸을 움직이는 데만 에너지가 쓰인다고 생각하기 쉽지만 실제로는 더 많은 에너지를 생명을 유지하는 데 사용합니다.

가만히 누워서 잠만 잔다고 해도 심장이 뛰어야 하고 숨을 쉬어야 하며 소변을 거르고 호르몬이 분비되는 모든 과정에 에너지가 사용됩니다. 이것을 기초대사량이라고 하지요. 즉, 몸을 움직이지 않아도 생명 자체를 유지하는 데 필요한 에너지량을 말합니다. 바로 그 에너지를 비위가 공급하는 역할을 합니다. 그래서 비위는 우리 몸에서 차지하는 부피가 꽤 크지요. 뱃속을 열어보면 거의 대부분이 소화관과 간입니다.

어린이의 경우 이 비위 기능의 발달이 매우 중요합니다. 유아기에는 엄마 젖을 빨면서 자라는데, 엄마 젖은 아이가 소화시키기에 가장 좋은 구성이라서 비위에 거의 부담을 주지 않습니다. 그러나 아이가 모유나 분유를 먹고 자라다가 보통 6개월 이후에 이유식이라는 것을 조금씩 먹게 되면서 신경 써야 할 문제들이 생깁니다.

이유식은 말 그대로 이유(離乳), 즉 젖을 떼기 시작하는 시기에 먹는 음식이라는 뜻입니다. 모유만으로 영양이 부족해질 때쯤 모유 이외의 다른 음식을 먹고 소화시키는 훈련을 도와주는 음식이라는 것이지요.

아이가 이유식을 너무 빨리 시작해서 비위에 무리가 많이 생긴 경우 또는 반대로 너무 늦게 시작해서 적응이 안 된 경우에 모두 식욕부진이나 소화불량이 나타날 수 있습니다. 둘 다 적절한 시기에 이유식을 하지 않아서 비위기능의 발달이 잘 이루어지지 않은 것이지요. 처음에는 모유나 분유가 주식이 되고 이유식은 간식의 정도로 시작해야 합니다. 시간이 지나면서 이유식이 주식이 되고 모유나 분유가 간식이 되도록 차츰 조절해가는 것이 좋습니다.

이유식이 끝나고 보통 돌을 전후해서 일반 식이를 시작합니다. 이때 자극적인 음식이나 소화가 잘 안 되는 음식을 자주 접하면 비위의 기능은 정상적으로 발달하기 어렵습니다. 특히 아이에게 잡곡밥이나 현미밥 등을 주는 경우가 있는데, 아이들은 이런 밥을 잘 소화시키지 못합니다. 만 5~6세까지의 아이들에게서 원인 모를 복통이 있는 경우에 우선 잡곡밥을 먹는지 살펴보는 것도 이 때문입니다. 잡곡밥은 만 7세 정도 이후부터 잘 소화시킬 수 있습니다.

또 하나 살펴봐야 할 것이 바로 단백질에 대한 비위의 소화능력인데요. 마찬가지로 만 7세 전에는 대부분 단백질에 대한 소화능력이 떨어집니다. 탄수화물과 지방은 탄소와 수소, 산소의 결합으로 된 영양소인데 비해 단백질은 여기에 질소가 더해진 것이거든요. 어린 아이의 경우는 이 질소에 대한 처리능력이 부족해서 독소로 작용하는 경우가 자주 있습니다. 특히 피부질환과의 관련이 깊습니다. 그러니 비위가 아직 충분히 발달하지 않은 어린아이에게는 잡곡이나 단백질은 주의해서 먹여야 합니다.

비위의 기능이 정상적으로 발달하기 위해서는 무엇보다도 규칙적인 식습관이 중요합니다. 일정한 시간에 먹고, 먹는 양도 일정하게 유지해줄 필요가 있습니다. 대개 잘 먹지 않는 아이들을 보면 먹는 양이 불규칙한 편이지요. 이렇게 먹는 양이 불규칙하면 비위의 기능도 불규칙해집니다. 아이들의 비위 기능 발달을 위해서는 차라리 조금씩일지라도 일정한 양을 먹는 것이 좋습니다.

🌿 우리 아이가 밥을 잘 먹지 않아요!

한의원에는 감기나 비염 등의 질환으로 방문하는 것 이외에도 아이가 밥을 잘 먹지 않는다는 이유로 찾아오는 경우가 매우 많습니다. 아이들이 밥을 잘 먹지 않으면 잘 크지 않을까봐 걱정하는 것이지요. 그런데 가만히 살펴보면 이 중에 진짜 문제가 될 만큼 밥을 먹지 않는 아이들은 드문 편입니다.

엄마의 욕심은 아닐까?

어느 정도가 아이의 정량인지를 잘 몰라서 아이가 적게 먹는다고 생각하고 더 먹이는 경우가 있습니다. 아이는 충분히 먹고 있는데 적게 먹는다고 느껴져서 더 먹으라고 하는 것이지요. 대개 아이들은 만 두 살 정도까지는 어른 정량의 반 정도, 10살 정도까지는 2/3 정도를 먹으면 충분합니다. 아이들의 위 용량이 어른에 비해서 작기 때문이며, 체격도 작아서 하루에 필요한 에너지의 양도 적기 때문입니다. 오히려 너무 많이 먹이면 과체중이 되기 쉽지요.

또 아이들이 음식을 먹는 양은 발달 단계에 따라서도 달라지는 것이 자연스럽습니다. 태어나서 만 두 살 정도까지 몸이 급격하게 자랄 때는 당연히 먹는 것을 많이 찾습니다. 이때의 아이들은 손에 잡히면 무엇이든 입으로 가져갑니다. 그만큼 많은 에너지와 영양이 필요하기 때문이지요. 그러나 나이가 들면서 발달 속도가 줄어들면 필요한 에너지 양도 줄어들기 때문에 자연스럽게 먹는 양도 줄어듭니다. 그러니까 아이가 잘 먹다가 어느 시기부터 먹는 양이 줄어든다면 우선 발달 시기와의 관련성도 따져봐야 합니다.

아이의 활동량이 너무 적은 것은 아닐까?

많이 움직이면 많은 에너지가 필요하고 그만큼 먹는 것으로 보충해야 합니다. 최근에는 아이들이 밖에서 뛰어노는 활동 시간이 적어지고 실내에서 대부분 생활하고 있지요. 이전 세대에 비해서 활동량이 많이 줄어든 것이 사실입니다. 어른들도 움직임이 적으면 배가 덜 고프듯이 아이들도 신체활동이 활발해야 배가 고프고 음식을 찾게 됩니다.

또 요즘에는 아이들이 뛰어다니며 노는 것을 시끄럽다고 제지하는 부모들이 많아서 아이들의 활동량이 더 줄어들고 있지요. 또한 신체활동보다는 학습활동이 많아지니 식욕은 더 줄어들 수밖에 없습니다. 아이가 밥을 잘 먹지 않는다면 먼저 아이의 신체활동량이 너무 적은 것은 아닌지 점검해보세요.

반대로, 아이들이 너무 많이 움직이고 난 직후에는 잘 먹지 않습니다. 신나게 놀이터에서 뛰어놀고 들어왔는데 밥 먹으라고 하면 도망 다니기 일쑤지요. 왜냐하면 신체가 흥분된 상태에서는 새로운 에너지의 섭취보다는 흥분을 진정시키는 것이 먼저이기 때문입니다. 이것은 어른의 경우도 마찬가지입니다. 그러니 흥분이 가라앉고 배고픔을 느낄 때까지 잠깐 기다려야 합니다.

끼니 이외의 군것질을 많이 하는가?

먹을 것이 풍부한 요즘에는 간식이나 군것질로 하루에 필요한 에너지를 다 얻는 경우가 많지요. 밥 먹기 전에 이미 과자를 한 봉지 먹었는데 밥을 먹고 싶을까요? 간식이나 군것질 종류는 대부분 열량이 높은 것들이라서 조금만 먹어도 하루에 필요한 열량을 거의 섭취할 수 있습니다. 그러니 우선 간식이나 군것질을 줄이거나 금지해야 합니다. 그런데 아이들이 이런 습관을 가지게 되는 데는 부모의 잘못된 태도가 숨어 있습니다. 아이가 밥을 잘 먹지 않으니 부모는 간식이나 군것질이라도 먹이려는 것이지요.

음식에 싫증을 느꼈을까?

매일 비슷한 식단에 비슷한 음식을 먹는다면 먹는 행위 자체에 싫증을 느낄 수 있습니다. 사람은 살기 위해서 먹지만 다양한 음식 맛을 느끼며 먹는 즐거움도 만만치 않지요. 특히 아이들은 호기심도 많은데 항상 비슷한 식단의 음식을 먹으라고 한다면 싫증을 느낄 수 있습니다. 이런 경우는 이유식에서도 볼 수 있습니다. 이유식의 목적은 영양보충 이외에 다양한 맛을 느끼게 하는 데도 있습니다. 그런데 엄마가 항상 비슷한 이유식만 준다면 아이는 차라리 모유나 분유만 먹는 게 낫다고 느낄 수도 있지요.

아이가 음식을 잘 먹지 않는 것이 이런 이유라면 엄마는 일단 음식의 종류를 다양하게 시도해야 합니다. 또 아이의 식기, 즉 그릇이나 수저, 식탁의 위치나 장식 등을 바꿔주면서 밥 먹는 분위기를 새롭게 연출하면 아이들의 흥미를 유발시킬 수 있습니다.

몸과 비위에 문제가 있을까?

마지막으로 몸도 약하고 성장 속도가 느리면서 밥을 잘 먹지 않는 아이들도 있습니다. 이런 경우는 일상생활에서의 식습관 문제보다는 실제 아이의 몸과 비위에 이상이 있는 경우이므로 보다 전문적인 진단을 받아봐야 합니다.

우선 체력이 너무 부족해 음식을 먹지 못하는 아이가 있습니다. 이런 경우는 아이의 활동량이 너무 많고 에너지 소모가 심해서 음식을 소화시킬 에너지도 모자라게 된 것입니다. 일단 활동량을 줄이고 쉬게 해야 하고 소화가 잘되는 음식 위주로 천천히 양을 늘려가야 합니다.

비위의 기능이 저하되어서 소화흡수 능력이 부족한 아이들도 밥을 먹지 않습니다. 이런 아이들은 일반적인 가정식을 거의 거부하다시피 하는데, 대신에 군것질은 좀 하는 편입니다. 왜냐하면 군것질로 먹는 음식들은 대부분 소화 흡수의 단계가 적은 당류가 많기 때문에 굳이 애써 소화하지 않아도 에너지를 얻을 수 있지요.

또 비위의 활동이 적기 때문에 먹은 음식물이 오래도록 소화관에 머물러서 가스가 많이 생깁니다. 배에서 꼬르륵거리는 소리가 많이 나고 방귀도 잦으며 설사나 변비가 있거나 두 증상이 번갈아 나타나기도 하지요. 습관적으로 배가 아프다고 하는데 실제 복통이라기보다는 속이 거북하다는 것을 그렇게 표현하는 경우가 많습니다. 몸이 피곤하고 어지러움을 잘 느끼며 멀미를 하기도 합니다. 아이답지 않게 한숨도 쉴 수 있고 손발도 찬 편이지요.

이런 아이들은 한 가지 동작을 반복적으로 하는 것을 힘들어하기 때문에 오래 앉아 있거나 걷는 행동이 어렵고 산만해 보입니다. 이렇게 비위가 약해서 생기는 식욕부진 증상이 나타난다면 반드시 전문가의 진단을 받고 필요한 처방에 따라 먼저 비위의 기능을 회복시키는 것이 좋습니다.

🌿 잘 먹는데도 살이 찌지 않는다?

밥을 잘 먹지 않아서 부모가 안타까워하는 경우와 반대로 밥은 잘 먹는데 체중이 늘지 않아서 고민인 경우도 종종 있습니다. 보통 이런 경우의 아이들은 잔병치레를 많이 하거나 체력이 약한 것은 아니지만 너무 말라서 성장이 염려되기도 합니다. 결론부터 말씀드리자면, 잘 먹는데도 살이 찌지 않고 마른 경우는 크게 걱정할 필요가 없습니다.

마른 체형인 아이

먼저 아이들마다 성장의 시기와 형태가 다르다는 점을 이해해야 합니다. 통통하던 아이가 키가 자라면서 마른 체형으로 변하기도 하고 말랐던 아이가 자라면서 통통해지기도 하지요. 어느 정도 체중이 있어야 나중에 키가 잘 자란다고 생각하는 경우가 많은데 꼭 그렇지는 않습니다. 아이의 키 성장 속도와 체중의 증가 속도가 어느 정도 비례한다면 걱정할 필요는 없습니다. 마른 아이라고 하더라도 키가 자라는 만큼 체중도 늘어가고 있다면 정상입니다.

문제가 되는 경우는 키는 자라는데 체중은 거의 늘지 않는 경우입니다. 보통 1~2년 정도의 키 성장과 체중 증가를 비교해보면 알 수 있지요. 예를 들어 아이가 키는 표준성장도표에서 50% 선을 따라서 2년간 자랐는데 체중은 10% 선을 따라서 증가했다면 그 아이는 마른 체형이 정상이지요. 문제가 있는 경우라면 키는 50% 선을 따라 자랐는데 체중은 늘지 않아서 10% 선이었던 체중이 5% 이하로 내려가는 경우입니다. 문제가 있다고 생각된다면 이유를 찾아 진단을 받고 필요한 조치를 해야 하지만 이런 경우는 드뭅니다.

활동량이 많은 아이

남자 아이들의 경우에 자주 볼 수 있습니다. 특히 활발하고 잘 뛰어노는 아이들이 그렇지요. 먹는 것에 비해서 쓰는 것이 많기 때문에 당연히 체중은 잘 늘지 않습니다. 학교에 들어가고 활동량보다 학습량이 늘어가는 시기가 되면 체중은 자연스럽게 늘게 되지요. 걱정하지 말고 계속 뛰어 놀게 하면 됩니다.

반면 활동량은 많지 않은데 기초대사량(가만히 있어도 쓰이는 에너지, 생명 유지용 에너지)이 높아서 체중이 증가하지 않는 경우도 있습니다. 아이들은 어른들보다 단위 체중 당 기초대사량이 좀 높은 편입니다. 기초대사량은 만 26세 정도까지 꾸준히 증가하다가 이후 감소하지요. 아이들의 경우 유달리 기초대사량이 높고 체력이 좋아서 소비되는 에너지가 많아 살이 잘 찌지 않는 경우가 있습니다. 이런 경우도 시간이 흐르면 자연스럽게 해소됩니다.

비위 기능이 약한 아이

먹는 양에 비해서 실제 소화 흡수되는 양이 적은 경우를 말합니다.

말하자면 효율이 좋지 않은 것이지요. 100의 에너지를 가진 음식을 먹었는데 실제 흡수되는 에너지는 60~70 정도라서 보기에는 많이 먹는데 살이 찌지는 않습니다. 이런 아이들은 변이 묽은 경향이 많고 심하면 설사도 자주 합니다. 간혹 변을 보면 무엇을 먹었는지 알 수 있을 정도로 음식이 소화되지 않고 그대로 나오기도 하지요. 또 먹는 것에 비해서 기운이 없고 피로를 잘 느끼며 잔병치레도 많은 편입니다. 이런 경우에도 정확한 진단과 치료가 필요합니다.

🌿 복통과 식체, 구토 대처법

부모가 아이를 키우면서 감기 다음으로 많이 듣는 말이 '배 아프다'는 말입니다. 밥을 먹기 싫어도 아프다고 하고 도대체 진짜 아픈 건지 꾀병인지 모를 정도지요. 복통은 그 자체로 질병이 아니라 다른 질병이나 원인으로 인한 증상이기 때문에 부모가 판단하기는 쉽지 않습니다. 여기서는 일반적인 복통의 원인과 증상, 대처법에 대해 알아보겠습니다.

복통은 다양한 원인으로 인해 나타날 수 있는 증상입니다. 다만 아이들의 경우 빈도가 높은 원인들로는 정서적인 문제, 식체 등의 소화기 문제, 변비, 식중독 등이 우선 고려되어야 합니다.

정서적인 문제로 인한 복통

정서적인 문제로 복통이 나타나는 경우 흔히 꾀병이라고 생각하기 쉽습니다. 그렇지만 우리 몸은 정신에 반응해서 변화하기 때문에 실제로 아이의 배가 아픈 것이라고 이해해야 합니다. 가령 엄마한테 혼나고 나서 배가 아프다고 한다면 실제로 스트레스가 아이의 소화기에 자극을 주어 배가 아플 수 있습니다. 또 밥을 먹기 싫어하는 아이에게 밥을 주었을 때 배가 아프다고 한다면 먹기 싫은 밥이 스트레스로 작용한 것이지요.

이런 복통의 특징은 어떤 특정한 상황이 되면 배아픔이 반복된다는 것입니다. 따라서 아이가 배가 아프다고 하는 경우에는 주변의 상황을 잘 살펴보아야 합니다. 대부분은 정신적인 스트레스가 원인이기 때문에 스트레스의 원인을 찾아 없애주면 스스로 복통이 호전됩니다. 또, 엄마나 아빠가 배를 문질러주거나 따뜻하게 찜질해주는 것처럼 관심을 보여주면 아이의 정서가 안정되어 복통이 호전될 수 있습니다.

식체

아이들이 음식을 급하게 먹거나 정서적인 스트레스가 있는 환경에서 먹을 경우에 체하기 쉽습니다. 식체는 말하자면 위의 운동이 정지되고 경련이 일어나는 상태이지요. 윗배가 매우 아프고 식은땀이 나며 손발은 차가워집니다. 열이 나기도 하고 두통

도 함께 올 수 있지요. 대개의 경우 식체가 있으면 구토가 동반
되기도 하는데, 만일 아이가 토한다면 억지로 막지 말고 잘 토
할 수 있게 조치해야 합니다. 간혹 체했다고 아이의 손가락을

복통의 흔한 원인과 증상

원인	증상
정서적인 문제	• 어떤 특정한 상황에서만 배가 아픔 • 스트레스 상황이 해소되면 복통이 낫게 됨 • 부모의 접촉과 관심으로 복통이 호전됨
식체	• 윗배가 매우 아프고 식은땀이 나며 손발이 차가워짐 • 구토가 동반되는 경우가 있음 • 열이 나거나 두통이 있어서 감기와 혼동하기 쉬움
변비	• 아랫배가 거북하고 누르면 아픔 • 배가 불룩하게 나오거나 메스꺼움이 있음 • 배변 후에는 복통이 없어짐
항생제 같은 약물	• 살살 아프고 거북한 정도의 복통이 반복됨 • 변이 묽거나 설사가 있음
식중독	• 복통이 심하고 설사, 발열이 있으며 구토가 동반되기도 함 • 원인균에 따라 증상이 달라짐
장중적증	• 데굴데굴 할 정도로 아프다가 멀쩡해졌다가를 반복함 • 경우에 따라 토마토케첩 같은 변을 보기도 함
맹장염	• 배가 아파서 허리를 펴지 못하며 다리를 구부림 • 배꼽 근처가 아프다가 점차 오른쪽 아랫배가 아픔 • 누르면 안 아프고 눌렀다 뗄 때 아픔
탈장	• 배가 아프고 사타구니나 고환으로 불룩한 것이 나옴

바늘로 따는 부모도 있는데, 바람직하지 않습니다. 식체가 나은 다음에도 음식을 먹고 나면 배가 아프다고 하는 경우가 많은데, 이럴 때는 소화가 잘 되고 부드러운 음식을 먹여야 합니다.

변비

변비가 심한 아이들의 경우도 복통이 반복되는데 아랫배가 거북하고 누르면 아프다고 합니다. 또 가스가 많이 생기기 때문에 헛배가 부른 듯이 배가 불룩하면서 메스껍거나 울렁거리기도 합니다. 이렇게 변비로 복통이 생긴 경우에는 배변 후에 통증이 없어진다는 특징이 있지요. 무엇보다 변비가 생기지 않도록 하고, 변비가 생겼다면 적절한 조치를 빨리 취해야 합니다.

항생제 같은 약물

복통의 원인 중 그냥 지나치기 쉬운 것은 항생제입니다. 감기나 기타 질환으로 항생제를 많이 복용한 경우에는 소화기의 기능이 약해져서 반복적인 복통이 성기기 쉽습니다. 이때는 아파서 울 정도의 복통이 아니라 살살 아프고 거북한 정도입니다. 더불어 변이 묽거나 설사를 하기도 쉽지요. 이런 경우에는 대부분 시간이 지나면 자연스럽게 통증이 호전되니까 너무 걱정하지는 않아도 됩니다. 다만 복통의 정도가 심하거나 오랫동안 아프다면 진단을 받아야 합니다.

즉각 병원에 가야 할 증상들

이상의 원인 이외에 식중독이나 장중적증, 맹장염, 탈장 등의 원인으로 복통이 생깁니다. 식중독의 경우는 열도 많이 나고 배가 아프면서 설사도 하지요. 장중적증은 아파서 구를 정도로 배가 잠깐 아프다가 한 시간 정도 괜찮다가 다시 반복되는데, 경우에 따라서는 토마토 캐첩 같은 변을 보기도 합니다. 맹장염은 배가 아파서 허리를 잘 펴지 못하고 다리를 구부리게 되는데, 처음에는 배꼽 근처가 아프다가 심해지면 오른쪽 아랫배가 아파옵니다. 그 부위를 눌렀다가 뗄 때 더 아프다고 합니다. 탈장은 배가 아프면서 사타구니나 고환으로 불룩한 것이 나오는 경우가 많은데 손으로 건드려서는 안 됩니다. 이런 복통은 아이들에게 흔하지는 않으므로 전문적인 진료와 처치가 필요합니다. 즉각 병원에서 진료를 받아야 합니다.

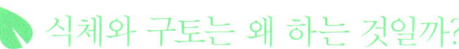 식체와 구토는 왜 하는 것일까?

식체는 넓은 의미에서는 소화가 잘 안 되고 속이 거북한 소화불량을 의미하지만 여기서는 음식을 먹은 후에 갑자기 위가 아픈 급체를 말합니다. 배가 너무 고파서 허겁지겁 먹거나, 음식을 먹으면서 신경을 많이 쓰거나, 추운 곳에서 음식을 먹으면 식체를 일으킬 수 있습니다.

대부분 식체가 생기면 윗배가 아프면서 토할 것처럼 가슴이 답답해지고 구토를 하기도 합니다. 간혹 부모가 감기와 식체를 잘 구별하지 못할 때가 있는데, 왜냐하면 식체에서도 발열과 기침 등이 나타날 수 있기 때문이지요. 위와 식도는 기관지와 연결된 신경이 있어서 식체가 간접적으로 기관지를 자극하여 기침을 유발할 수 있습니다. 이런 경우 감기약을 임의로 먹게 되면 증상이 악화되니 조심해야 합니다.

식체가 일어나면 우선 음식을 더 먹지 않도록 하고 윗배를 잘 마사지하면서 따뜻하게 찜질을 해주면 좋습니다. 구역감을 느껴서 구토를 하면 위가 비워지고 식체 증상이 빨리 호전될 수 있으므로 구토를 하는 것은 자연스러운 반응입니다. 다만 이런 식체를 잘 조리하지 못해서 반복적으로 자주 체하거나 소화가 안 되는 증상이 생길 수 있지요.

식체 후에는 복통이 없더라도 3~4일 정도는 소화가 잘 되는 부드러운 음식을 조금씩 먹여야 합니다. 체했다고 집에서 손가락을 바늘로 찔러 피를 내는 경우가 있는데, 바람직하지 않습니다. 체한 것을 낫게 하려다가 염증으로 고생하는 경우가 많으니까요.

구토는 어린아이에게서 흔히 볼 수 있는 증상인데, 대부분의 경우 구토 자체는 문제가 되지 않습니다. 특히 유아기, 즉 젖을 먹는 경우에는 한두 모금씩 게우는 것이 별 이상은 아니지요. 아이들은 식도와 위가 연결된 부위인 분문(噴門)이라는 곳이 약해서 위의 내용물이 잘 역류할 수 있습니다. 분문은 꽈리처럼 생긴 근육으로 위에 음식이 들어가면 위의 내용물이 다시 나오지 않도록 가두는 역할을 합니다.

아이들은 이곳의 힘이 약하기 때문에 배에 압력이 높아지는 상황, 즉 기침을 한다거나 신나게 뛰어논다거나 스트레스를 심하게 받을 때 쉽게 구토할 수 있습니다. 이런 경우는 대개 토하기 전에 증상이 없고 토하고 나서도 별 이상이 없지요. 다만 머리를 부딪히고 난 이후에 토하거나, 구토가 하루에 여러 번 며칠간 지속되거나 구토와 고열이 함께 나타나는 등 이상 징후가 보이면 반드시 진료를 받아서 원인을 찾고 치료해야 합니다.

🍃 설사와 변비 대처법

잘 먹는 것만큼 배변을 잘하는 것도 중요합니다. 그러나 적지 않은 아이들이 정상적이고 원활한 배변활동을 못하고 있지요. 설사의 경우는 대개 식체나 감기, 식중독, 장염 등의 질환으로 인해 나타나기 때문에 관리만 잘 해주면 되지만 변비의 경우는 이야기가 좀 달라집니다.

설사 : 손실된 수분 보충을 적절히 하라

설사는 크게 비위가 허약해져 나타나는 경우와 외부에서의 감염 등으로 인해 나타나는 경우로 나뉩니다. 간혹 갑작스런 스트레스로 인해서 비위 기능이 순간적으로 저하되어 설사가 나기도 하는데, 이럴 때는 스트레스 상황이 해소되면 정상으로 돌아옵니다.

비위가 허약해졌다는 것은 바로 소화기의 기능이 저하되었음을 의미하는데, 설사가 반복되면서 얼굴색이 누렇게 된다거나 체중이 빠지는 등의 허약 증상이 같이 나타납니다. 감기 등으로 항생제를 많이 복용한 이후에도 이런 설사가 나타날 수 있습니다. 한 달 이상 설사가 간헐적으로 나타나다가 밥을 먹자마자 화장실로 뛰어가 설사하는 특징이 있습니다.

설사를 하는 경우 소화능력이 전체적으로 저하되었기 때문에 아이는 기운도 없고 밥도 잘 먹으려 하지 않습니다. 설사한 대변도 냄새가 심하지 않고 물처럼 나오는 설사보다는 매우 묽은 대변인 경우가 많습니다. 이런 상태는 한의학에서 비위가 허(虛)하고 차가워졌기 때문이라고 진단하고 치료합니다. 차가워진 것이 근본 원인이므로 몸을 따뜻하게 하는 데 초점을 맞춥니다. 항상 배를 따뜻하게 하고 음식도 찬 음식은 피하는 것이 좋습니다.

장염이나 식중독으로 인한 설사는 먼저 원인이 되는 질환을 치료해야 합니다. 다만 장염이나 식중독은 대개 열이 동반되는 경우가 많아서 감기와 혼동하기 쉬우니 반드시 한의사나 의사의 진단을 받아야 합니다. 이런 외부 감염으로 인한 설사는 대개 설사한 변의 상태가 좋지 않고 냄새도 많이 나는 등 비위 허약으로 인한 설사와는 다릅니다.

아이가 열을 동반하면서 설사를 한다면 가정에서 관리하기보다 전문적인 치료를 받도록 해야 합니다. 또한 이런 감염으로 인한 설사는 비위 허약으로 인한 설사와는 달리 습열(濕熱, 습기와 열기)로 인한 것이기 때문에 한의학에서는 열을 식히고 습기를 말리는 약재를 사용해서 치료합니다.

어떤 원인에 의해서 나타나는 설사든 충분한 양의 물을 마시는 것이 중요합니다. 설사라는 증상은 우리 몸, 특히 장내의 이상 물질을 밖으로 내보내려는 적극적인 반응입니다. 따라서 효과적으로 배출시키기 위해서, 설사로 손실된 수분을 보충하기 위해서도 물이 필요합니다. 설사한다고 일부러 굶거나 물을 마시지 않으면 탈수나 탈진의 위험이 있으니 조심해야 합니다.

설사를 피하기 위해 지사제를 함부로 복용하면 배출되어야 할 이상 물질들이 배출되지 않아 이후에 다른 증상으로 변화하고 오히려 더 고생할 수 있습니다. 지사제를 복용하는 것보다는 충분한 양의 물을 마셔서 독소를 빨리 배출시키면 설사는 자연히 호전됩니다. 비위가 허약해서 나타나는 설사의 경우는 비위의 기능을 돕고 배를 따뜻하게 하는 한의학적 치료가 큰 도움이 됩니다.

변비 : 배변 횟수보다 대변의 상태를 파악하라

매일 배변을 시원하게 하는 것이 정상이지만 사람마다 배변 주기와 정도가 다르기 때문에 배변으로 인한 불편함이 없으면 변비가 아니라고 생각하세요. 문제는 성인과 달리 아이의 경우는 어떤 정도가 변비인지 스스로 판단하기 쉽지 않다는 것이지요. 보통 배변 횟수보다는 대변의 상태를 기준으로 파악하는 것이 좋습니다. 대변이 지나치게 단단하지 않고 대변을 볼 때 아프거나 힘들지 않다면 일단 변비가 아니라고 간주해도 됩니다.

아이들의 변비는 대부분 음식과 습관에 의해서 생깁니다. 음식으로 인해서 변비가 되는 경우는 대개 음식을 골고루 먹지 않는 습관 때문입니다. 특히 섬유질이 부족한 식단을 섭취한다면 변비가 됩니다. 섬유질은 우리 소화관에서 흡수되지 않고 대변의 덩어리를 만들어주는데 이 섬유질이 부족하면 대변이 형태를 갖출 수 없지요. 따라서 평소 섬유질이 풍부한 음식으로 식단을 구성하는 것이 변비를 예방하고 치료하는 첫 번째 조건입니다.

또, 아이들이 정서적으로 대변을 지저분한 것이라고 생각하거나 간혹 배변으로 인한 스트레스를 받았던 경우에 일부러 대변을 참아서 변비가 되는 경우도 많습니다. 우리 대장은 대변에서 수분을 흡수하는데, 적당한 때에 대변이 밖으로 나가지 못하고 오래 머물게 되면 대변에서 수분을 너무 많이 흡수해서 변이 단단해집니다. 단단해진 변은 배변하기 매우 힘들고 항문에 상처를 낼 수 있으므로 아이가 대변을 더 참게 되는 악순환을 만듭니다.

이렇게 대변이 너무 단단하면 관장을 하거나 면봉 등으로 대변을 파내는 경우가 있는데, 반드시 한의사나 의사의 진단에 따라서 해야 합니다. 적절하지 못한 관장은 오히려 변비를 악화시키고, 면봉으로 파내는 경우도 항문 주변에 상처를 내거나 이차적인 감염을 유발할 수 있으니 주의해야 합니다.

한의학에서는 변비의 원인을 크게 대장이 수분을 너무 많이 흡수한 경우와 대장의 운동에 힘이 없어서 변비가 되는 경우로 나눕니다. 어떤 경우라도 우선 충분한 수분이 공급되어야 대변이 단단해지지 않고 배변이 수월하기 때문에 물을 자주 충분히 마시는 것이 중요합니다. 그리고 섬유질이 풍부한 음식을 골고루 먹어서 대변이 형태를 갖출 수 있도록 해야 하지요.

또한 뛰어 노는 운동을 통해서 소화기가 자극을 받고 잘 움직일 수 있도록 해야 합니다. 운동량이 부족하면 소화기의 운동도 힘이 없어지기 쉬워서 변비가 생길 수 있습니다. 배변 습관 들이기에 대해서는 시중에 좋은 안내서들이 많이 있으므로 참고하세요.

🍃 아이의 비위를 건강하게 만들어라

건강하게 잘 먹고 잘 자라기 위해서는 무엇보다도 튼튼한 비위가 바탕이 되어야 하지요. 다른 장부들과 달리 비위는 습관과 관리에 의해서 얼마든지 건강해질 수 있습니다. 또, 어릴 때의 식습관은 평생 이어지므로 더욱 중요합니다. 이제 건강한 비위를 위한 일상 관리법을 소개합니다.

식사는 규칙적으로, 배부르지 않게!

소화기의 문제를 가진 아이들의 부모에게 농담식으로 '이건 군대 가면 낫습니다'라고 말하곤 합니다. 소화기에 관련된 대부분의 증상은 규칙적인 식생활로 호전될 수 있기 때문이지요. 식생활을 규칙적으로 하라고 하면 어떻게 시간 맞춰서 밥을 먹느냐고 반문하는 경우도 많은데요. 시간을 꼭 정해서 식사하라는 말은 아닙니다. 아침을 굶고 점심을 먹었는데 저녁은 그냥 건너뛰고 하는 식의 불규칙한 식사를 하지 말라는 것이지요. 비슷한 시간에 식사를 거르지 않고 챙기면 됩니다.

또, 규칙적인 식사에는 식사의 양도 해당됩니다. 아침은 먹는 둥 마는 둥하고 점심에 많이 먹고 저녁은 대충 먹는 식의 불규칙한 식사량은 소화기에 매우 좋지 않은 영향을 미칩니다. 양을 좀 줄이더라도 끼니마다 일정한 양의 식사를 하는 것이 튼튼한 비위를 만드는 데 큰 도움이 됩니다.

소화가 진행되는 과정은 위와 소장, 대장의 운동에 의해서 이루어집니다. 이들은 근육으로 된 주머니나 튜브 같은 모양인데 내부가 가득 차면 운동 능력이 떨어집니다. 즉 음식을 배부르게 먹으면 위가 늘어나서 운동하는 힘이 줄어들게 되고 결과적으로는 효율적인 소화가 이루어지지 않습니다. 튼튼한 비위를 가지려면 음식에 대한 욕심을 줄이고 배부르지 않게 먹는 습관이 필요합니다.

적당한 운동으로 비위를 자극하라

거의 모든 질환에 해당되는 이야기지만, 사람의 몸은 움직여야 건강해집니다. 특히 소화기의 경우는 움직임을 통해 에너지가 소비되어야 그것을 보충하기 위해 더 열심히 일을 하지요. 특히 어린 시절은 비위가 발달하는 시기이므로 적당한 신체활동을 통해서 비위를 자극해주어야 합니다. 또 운동을 통해 뱃속의 소화기에 자극이 전해지면 소화기의 운동도 촉진되므로 소화능력을 키우고 변비를 예방할 수 있습니다.

한 가지 더, 뱃속에 지방이 많이 축적되면 그 사이의 소화관들은 제대로 운동할 수 없게 되어 소화불량이나 변비 등의 증상이 생깁니다. 이런 지방들을 내장지방이라고 하는데 적을수록 좋습니다. 내장지방을 줄이기 위해서라도 적절한 신체활동은 매우 중요하지요.

마사지와 지압

한의학에서는 '두무한통(頭無寒痛) 복무열통(腹無熱痛)'이라는 말이 있습니다. '머리는 차갑게 해서 병이 되는 경우가 없고, 배는 따뜻하

게 해서 병이 되는 경우가 없다'
는 뜻입니다. 기본적으로 배는
따뜻하게 하고 음식도 차지 않
게 먹는 것이 비위를 튼튼하게
하는 가장 기초적인 원칙이라는
것이지요.

아이가 배가 아파할 때나 배
변을 잘 못할 때뿐만 아니라 평
소에도 자주 해주면 좋은 마사
지와 지압이 있습니다. 우선 반
듯하게 눕혀놓고 무릎을 구부
려 세우게 합니다. 그런 다음 엄
마의 손가락 네 개를 모아서 가
볍게 원을 그리면서 배를 눌러
줍니다. 아이의 오른쪽 배 아래
에서 시작해서 위로 올라왔다
가 명치를 지나 왼쪽 윗배로 갔
다가 다시 왼쪽 아랫배로 내려
갑니다. 그런 다음 배꼽 주변을
가볍게 원을 그리면서 눌러 마
사지해줍니다. 이렇게 여러 번을

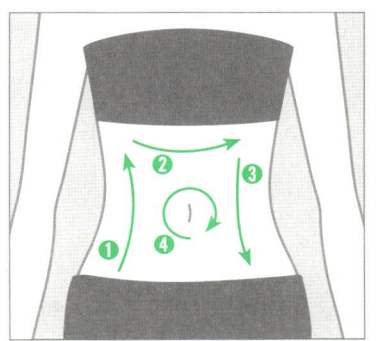

평소 복부 마사지

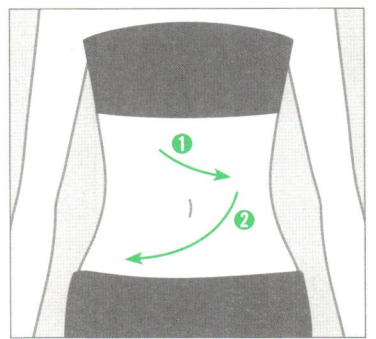

식체 복부 마사지

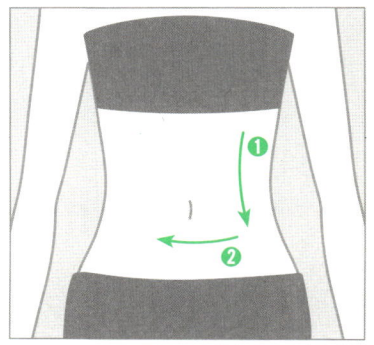

변비 복부 마사지

반복해주세요.

　아이가 체해서 윗배가 많이 아플 때에는 명치에서 시작해서 왼쪽 아랫배 쪽으로 가다가 배꼽을 지나 오른쪽 아랫배 쪽으로 원을 그리듯이 마사지해주면 됩니다. 변비로 배변이 힘들 때는 왼쪽 윗배에서 왼쪽 아랫배 쪽으로 갔다가 배꼽 아랫쪽으로 이어지면서 마사지해주면 좋습니다.

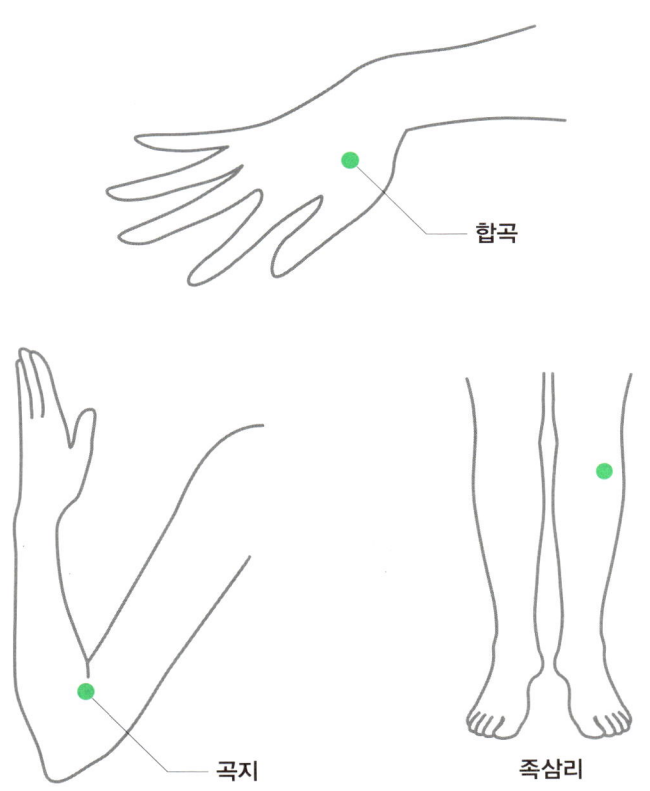

합곡

곡지

족삼리

허리와 등의 중간 정도에 척추 양쪽으로 불룩하게 솟아나온 근육을 자주 눌러주는 것도 매우 도움이 됩니다. 여기에는 비위와 간담 등에 해당하는 혈자리들이 모여 있습니다. 정확한 자리를 찾아도 되지만 전체적으로 눌러주거나 두드려도 좋습니다. 체하거나 토할 때 등을 두드리는 것도 이러한 이유에서 그렇지요. 현대의학에서는 이 부근에서 소화기로 가는 미주신경(vagus nerve)이라는 것이 척수에서 분리되어 나온다고 하지요.

또 양 손의 엄지와 검지 사이 손등 쪽에 있는 '합곡'이라는 혈자리나 팔꿈치를 구부렸을 때 접히는 주름의 끝에 있는 '곡지'라는 혈자리, 양 다리 무릎 아래쪽에 있는 '족삼리'라는 혈자리도 꾹꾹 눌러주거나 살살 비벼주면 비위 기능을 튼튼하게 하고 복통을 줄이는 효과가 있습니다.

잘 자는 아이가 건강하다　08

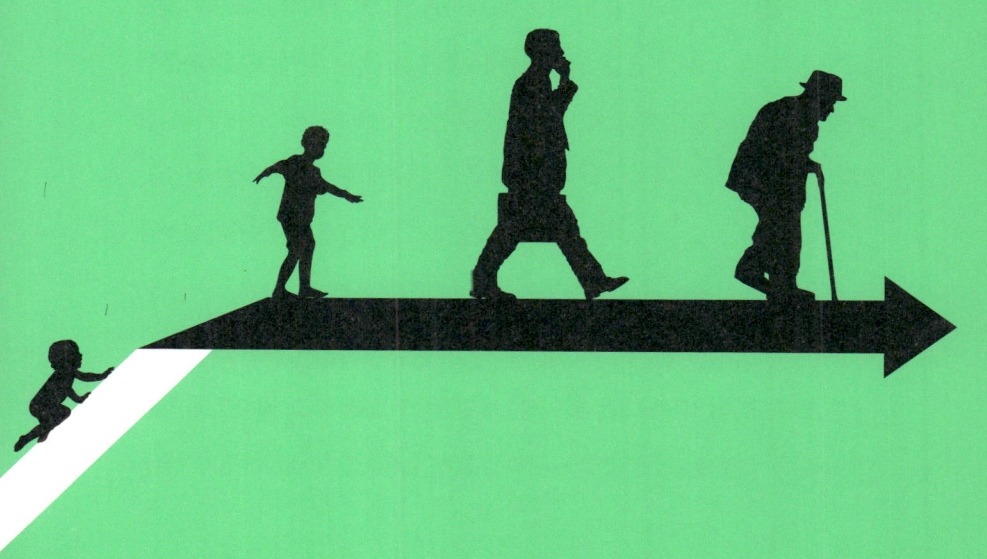

잠을 잔다는 것은 하루 동안 활동한 신체를 쉬게 해서 내일을 준비하는 매우 중요한 과정입니다. 또 성장 과정에 있는 아이들은 잠을 자는 동안 성장에 필요한 여러 호르몬들이 분비되고 발달이 진행되지요. 그런데 의외로 잠을 잘 자지 못하는 아이들이 많습니다. 자다가 깨서 울거나 보채는 야제(夜啼)가 있거나, 잠에 쉽게 들지 못하거나, 얕은 잠을 자다가 자주 깨는 등 질 좋은 잠을 자지 못하는 경우들이 흔합니다. 여기서는 일생의 1/3을 차지하는 수면에 대해서 알아보겠습니다.

🌿 아이에게 잠이 중요한 이유

잠을 충분히 자지 못하면 우리 몸에 피로가 누적되고 자연치유력이 약화되어 질병에 쉽게 노출됩니다. 특히 성장기의 어린이는 밤 10시에서 새벽 2시 사이에 성장호르몬이 가장 많이 분비되는데, 이때 잠을 잘 자지 못하면 성장 발육에 지장이 생길 수 있습니다. 따라서 잠을 잘 자는 것이 건강한 정신과 몸을 유지하는 데 매우 중요하지요.

잠에 들면 보통 1시간 30분 주기로 잠의 형태가 바뀝니다. 처음 잠에 빠져들면서 점차 깊은 잠에 빠졌다가 다시 얕은 잠으로 돌아오는 시간이 대부분 1.5시간입니다. 깊은 잠에 빠졌다가 얕은 잠으로 돌아올 때 렘수면(REM ; Random Eye Movement)이라는 상태가 되고 대부분 이때 꿈을 꿉니다. 만약 6시간 잠을 잔다면 이런 주기가 4회 반복되는 것이지요. 그래서 잠을 자는 시간은 1.5시간의 배수로 하는 것이 좋습니다. 6시간, 7.5시간, 9시간 이런 식으로 말이지요. 아이들의 경우는 대개 9시간 정도 잠을 자면 충분한데 학령기가 되어 잠을 자는 시간을 어쩔 수 없이 줄여야 한다면 이 수면 주기를 참고하세요.

잠을 자는 것은 신체 뿐 아니라 뇌와 정서적 회복에도 큰 의미가 있습니다. 뇌는 외부의 자극을 끊임없이 분석하고 필요한 대응을 하면서 우리 몸에 필요한 각종 호르몬들을 내보내는 등 쉼 없이 활동합니다. 잠을 자는 동안에는 생명에 위협이 될 만한 자극을 제외하고는 뇌가 반응하지 않으면서 휴식을 취하는 것이지요.

이렇게 잠을 통해서 뇌를 쉬게 해주지 않으면 학습능력이 저하되는 것은 물론이고 정상적인 생명활동에도 지장이 생깁니다. 또 편안하게 잠을 잠으로써 정서적으로도 안정을 찾게 되므로 아이의 인격 형성과 발달에도 반드시 질 좋은 잠이 필요합니다.

한의학에서는 낮 동안에는 양(陽)의 기운이 활동하므로 밤에는 음(陰)의 기운이 보충되어야 한다고 생각합니다. 특히 밤 11시에서 새벽 1시 사이는 자시(子時)라고 해서 음(陰)의 기운이 가장 강한 시간인데, 이때 등을 땅에 대고 누워서 잠을 잠으로써 자연이 가진 음(陰)의 기운을 보충해야 다시 낮 동안의 양(陽)의 기운이 활동할 수 있다고 봅니다. 그래서 밤에 잠을 못 자고 낮에 자는 직업이 있는 사람들은 피부가 좀 푸석하거나 컨디션이 좋지 않다고 느끼지요. 단지 잠을 자는 행위도 중요하지만, 언제 어떻게 자는지도 중요하다는 것을 기억하기 바랍니다.

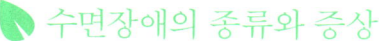

수면장애의 종류와 증상

잠을 잘 자지 못한다는 것에는 잠에 쉽게 들지 못하는 것, 얕은 잠을 자면서 자주 깨는 것, 꿈을 많이 꾸면서 뒤척이는 것, 자다가 이유 없이 깨서 울고 보채는 것 등이 있습니다.

잠에 쉽게 들지 못한다

잠자리에 들고 나서도 잠이 들지 않고 한동안 뒤척거리는 경우가 있는데 대부분은 환경적인 요인이 큽니다. 또는 낮 동안의 활동량이 너무 많아서 몸이 그 흥분상태를 미처 진정시키지 못한 경우에도 잠에 쉽게 들지 못하지요. 간혹 잠에 쉽게 들지 못하는 것은 문제되지 않지만 아이가 일주일에 4일 이상 잠에 쉽게 들지 못한다면 원인을 찾아서 필요한 조치를 해야 합니다.

환경의 문제로 인해 잠이 잘 오지 않는 경우라면 환경을 바꿔주어야 하고, 신체적으로 심장어 열이 많아서 흥분이 잘되는 경우라면 심장의 열을 조절해주는 한약을 처방함으로써 잠이 쉽게 오도록 해주는 것이 좋습니다.

자다가 자주 깬다

아이들이 자면서 밤에 소변을 보기 위해 일어나는 경우를 제외하면 한번 정도는 살짝 잠에서 깨기도 합니다. 수면 주기가 3~4회 정도 반복되는 시간, 그러니까 4시간 반에서 6시간 정도 지나서 잠깐 깼다가 다시 잠드는 것은 정상적인 상태로 간주합니다. 문제는 아주 자그마한 소리나 자극에도 금방 잠에서 깨는 것이나 또는 전혀 그런 자극이 없는데도 한두 시간에 한 번씩 깨는 것이지요.

이런 경우는 깊은 잠을 자지 못하는 것이므로 수면의 질이 낮아져서 많은 시간을 자더라도 잠을 자지 않은 듯이 피로하게 됩니다. 물론 잠을 자는 주변의 환경에 따라서 영향을 많이 받게 되므로 환경을 잘 조절해줄 필요가 있고, 더불어 심장에 열이 많은 경우나 또는 비위가 허약한 경우에도 이렇게 자주 깨는 증상을 보일 수 있습니다. 되도록 잠들기 3시간 정도 전부터는 아이를 흥분시키지 않도록 주의하고 특히 자기 전에 무언가를 먹는 것은 숙면을 방해하기 쉬우므로 금해야 합니다.

꿈을 많이 꾼다

좋은 꿈을 꾸는 것은 크게 문제될 것이 없겠지요. 그런데 아이들이 무서운 꿈을 꾸었다고 하면서 깨서 울거나 엄마를 찾는 경우가 종종 있습니다. 한 달에 한두 번 그런다면 크게 걱정할 일은 아니지만 일주일에 두 번 이상 무서운 꿈을 꾸면서 깬다면 수면의 질이 낮아지게 되므로 원인을 찾아서 조치를 취해야 합니다. 이런 경우는 낮동안 받은 스트레스가 주요한 원인이 될 수 있으므로 아이의 주변환경, 특히 친구들이나 접촉하는 사람들에게서 받는 스트레스가 있는지 살펴봐야 합니다.

한의학에서는 나쁜 꿈을 많이 꾸는 것은 심장과 쓸개, 간의 기운이 약해졌기 때문이라고 파악합니다. 주변에서 특별한 원인을 찾기 어려운 경우라면 한의사의 진단과 치료가 큰 도움이 될 수 있습니다.

🌿 아이들은 왜 자다가 울까? : 야제

아이가 한밤중에 이유 없이 깨서 울고 보채는 것을 야제(夜啼)라고 합니다. 물론 감기나 복통 등 다른 원인으로 인해서 일시적으로 그런 경우는 제외하지요. 보통은 잠들고 나서 한두 시간 내에 깨서 울고 보채는데, 아이에 따라서는 새벽 중에 일정한 시간 간격으로 여러 번 반복할 수도 있습니다. 야제의 정도가 심하면 야경(夜驚)이라고 따로 부르기도 합니다. 야저나 야경 모두 아이 뿐 아니라 보호자에게도 고통스러운 증상이지요.

보통 태어나서 백일 정도까지는 모유나 분유를 두세 시간 간격으로 먹지요. 밤에 잘 때도 배가 고플 수 있기 때문에 아이가 밤에 깨서 보채고 먹으면서 다시 잠드는 것은 정상입니다. 그러나 백일이 지나서도 아이가 자주 깨서 보챈다면 야제를 의심해 보아야 합니다. 야제가 일어나는 원인을 한의학에서는 크게 심장에 열이 많은 경우와 비위가 허약한 경우, 낮에 많이 놀라거나 스트레스를 받은 경우로 나눕니다.

야제가 있을 때 우는 소리가 날카롭고 얼굴이 벌겋게 되도록 악을 쓰는 아이가 있습니다. 안아서 달래려고 해도 발버둥을 치지요. 이런 야제의 유형은 심장에 열이 많아서 그렇다고 봅니다. 한마디로 에너지가 넘쳐서 흥분한 상태이고 잠을 깊게 자지 못하고 잘 깨는 것이지요. 이런 아이들의 경우는 자는 곳을 시원하게 바꿔주는 것이 좋습니다. 억지로 달래려고 하지 말고 스스로 진정될 때까지 토닥거리는 정도로 기다리고 물을 좀 먹여서 흥분을 가라앉혀 줍니다. 정도가 심할 경우는 진료와 처방을 받아야 합니다.

어떤 아이는 야제가 있을 때 주로 엎드려서 버둥거리거나 우는 소리가 약하고 칭얼칭얼 거리는 경우가 있습니다. 이런 아이들은 비위가 허약해서 소화가 잘 안 되고 속이 거북한 느낌 때문에 잘 깹니다. 실제 복통이 생기는 것은 아니라서 울음소리가 크지는 않고 안아서 달래면 다시 잠에 잘 드는 편입니다. 야제가 있을 때 뿐 아니라 평소에도 식은땀을 좀 흘리는 편이며, 꿈도 많이 꾸는 편이지요. 비위기능이 강해지도록 평소 음식 조절이나 복부 마사지 등을 꾸준히 해줘야 합니다.

항상 야제가 있는 것은 아닌데 일주일에 한두 번 정도 심하게 울고 보채는 경우가 있기도 합니다. 이런 경우는 대개 놀랐거나 스트레스가 심해서 생깁니다. 특히 아빠가 놀아준다고 높게 들어 올리거나 심하게 위아래로 어르곤 할 때 아이들에게 잘 나타나지요. 놀랐을 때는 아이의 대변이 초록색을 띠게 되는데, 이는 쓸개즙이 소화관으로 많이 나와서 그렇습니다. 아이에게 심하게 야제가 있는데 대변의 색이 초록색을 띤다면 우선 아이가 놀라지 않게 조심해야 합니다.

보통 야제는 돌이 지나면서 차츰 좋아집니다. 그러나 정도가 심해서 두 돌이 지나도록 증상이 있다면 적극적으로 치료를 시도해야 합니다. 잠을 잘 자야 성장과 발육, 정서적인 발달 모두 잘 이루어지기 때문입니다.

간혹 초등학교에 가서도 야제와 비슷한 증상을 보이는 경우도 있습니다. 자다가 깨서 심하게 울고 보채지는 않는데 마치 잠꼬대를 하는 것처럼 팔다리를 허우적거리거나 일어나서 돌아다니거나 소리를 지르거나 하는 것이지요. 대부분의 경우 아이는 자기가 자다가 그런 행동을 했다는 것을 모릅니다. 어떤 아이들은 자기 방에서 자다가 아침에 일어나보면 꼭 거실이나 안방인 경우도 있습니다. 이런 증상들은 아이의 발달 과정에서 자연스럽게 일어나는 증상이라고 보고 있지만 정도가 심하면 진료를 받아야 합니다.

🌿 아이가 밤에 잘 자게 하는 방법

잠을 자는 데 가장 중요한 것은 환경입니다. 시끄러운 곳에서는 어지간해서 잠을 잘 수 없지요. 더구나 아이들은 자기들의 방어력이 약하기 때문에 주변의 환경을 주시하고 여차하면 자신을 보호하기 위해서 예민한 상태입니다. 따라서 자신을 위협하는 요소가 없다는 것이 확인되어야 편안하게 잠을 잘 수 있지요. 그러기 위해서는 우선 잠을 자는 방의 조명을 최대한 어둡게 해야 합니다. 취침등은 하나 정도만 약하게 밝히고 절대 번쩍거리는 조명은 없어야 합니다. 간혹 아이들을 재워놓고 부모는 TV를 보거나 컴퓨터를 하는 경우가 많은데 이런 행동은 아이들의 수면을 방해합니다. 특히 TV의 경우는 소리도 나지 않습니까? 아이가 자면서 조명과 소리에 자극을 받으면 깊은 잠을 잘 수 없습니다.

아이들은 대개 몸에 열이 많은 편이라 항상 더워합니다. 또 잠들기 직전에 땀도 많이 흘리지요. 어른들도 한겨울보다는 한여름에 잠들기 어려운 것과 마찬가지로 아이들도 더우면 잘 자기 어렵습니다. 더구나 몸이 어른들에 비해 더운 편이므로 될 수 있으면 자는 곳의 온도는 어른이 느끼기에 좀 시원한 정도가 좋습니다. 자기 직전에 땀을 많이 흘리기 때문에 침구류나 잠옷은 잘 건조된 것을 준비해두고 가능하면 베게 등에 수건을 깔아서 새것으로 갈아주는 것이 좋습니다. 또 잠들기 2시간 정도 전에 가볍게 목욕을 시켜주는 것도 아이의 건강한 수면을 도와줍니다.

이 외에도 잠에 들기 직전에 무언가를 배부르게 먹는 것은 좋지 않습니다. 위가 가득 차면 기침을 해서 잠에 방해가 될 수도 있고, 비위가 약한 아이들은 그것을 소화시키는 데 에너지를 써야 하므로 깊은 잠을 자기 어렵습니다. 돌이 지난 아이라면 잠들기 2~3시간 전에 음식을 먹는 것은 삼가도록 하세요.

낮잠을 많이 자는 경우도 밤에 깊은 잠을 못 이루거나 야제가 생기는 원인이 될 수 있습니다. 보통 5세 이후부터는 낮잠을 잘 자지 않지만, 그 이전의 아이더라도 낮잠은 2시간 이내로 자는 것이 좋고 특히 오후 3시 이후에는 낮잠을 피해야 합니다. 낮잠 1시간은 밤잠 2시간에 해당된다고도 하므로 낮잠을 줄이는 것이 중요합니다.

간혹 아빠나 엄마의 귀가가 늦어서 아이가 잠들기 직전까지 놀아주려고 애쓰는 경우도 많이 있습니다. 그렇지만 이렇게 잠들기 직전까지 아이와 놀게 되면 아이는 흥분한 상태가 되기 때문에 잠을 잘 잘 수 없습니다. TV를 보여주는 것도 마찬가지지요. 따라서 방을 좀 어둡게 하고 동화책을 읽어주는 정도로 유대감을 형성하는 것이 좋습니다. 신체적인 놀이는 하지 않아야 합니다. 특히 엄마의 귀가가 늦는 경우에 엄마는 미안한 마음에 아이를 안아서 재우는 경향이 있는데, 나중에 수면습관이 올바로 형성되기 어렵습니다. 함께 잠을 청하더라도 될 수 있으면 옆에 따로 뉘여서 재워야 합니다.

이러한 일상 관리가 충분히 이루어지고 있는데도 아이가 잠을 자는 데 문제가 있다면 진료를 받아야 합니다. 잠을 잘 자지 못하는 경우에는 여러 가지 신체적인 원인이 있을 수 있으며, 그런 원인들에 대해서는 정확한 진단과 처방이 필요하니까요.

소변, 하찮게 여기지 말자!

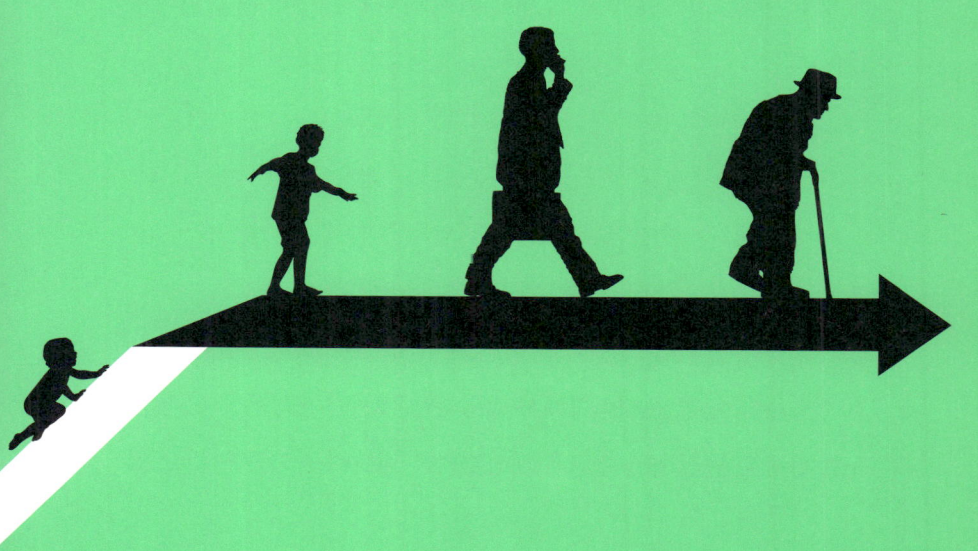

아이를 키울 때 신경 쓰이는 것 중 하나가 소변입니다. 주변에는 소변을 가리지 못해서 걱정하는 부모들도 많이 있고, 또 소변을 너무 자주 본다거나 소변을 지린다거나 하는 다양한 문제로 고민하는 경우도 적지 않습니다. 특히 만 5세 이후의 아이에게서 이처럼 소변에 관련된 문제가 나타난다면 그냥 지나치지 말고 원인을 찾는 노력을 해야 합니다. 이번 장에서는 소변에 관련된 다양한 증상들을 알아보겠습니다.

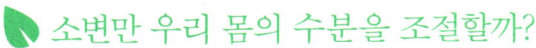 소변만 우리 몸의 수분을 조절할까?

보통 소변에 관련된 장부라고 하면 신장(콩팥)과 방광만을 생각하기 쉽습니다. 물론 현대의학에서 설명하는 것처럼 신장은 소변을 만들고 방광은 만들어진 소변을 저장했다가 내보내는 역할을 하고 있으므로 소변에 가장 많이 관여하고 있기는 합니다. 그렇지만 심장과 소화기, 폐 등도 소변의 양을 조절하는 데 깊이 관련되어 있습니다.

소변은 왜 만들어지는 것일까요? 대변은 음식물을 소화시킨 나머지로 만들어지는데, 소변은 무엇으로 만들어질까요? 소변은 혈액 내의 불순물을 걸러내는 과정에서 만들어집니다. 신장에 있는 사구체라는 조직에 혈액이 지나가게 되면 혈액 중의 불순물이 사구체에서 걸러지고 적당량의 수분과 함께 소변이 됩니다.

사구체는 마치 매우 촘촘한 그물로 된 체처럼 생긴 조직인데, 이곳을 혈액이 적당한 압력으로 지나가면 적혈구 등 정상적인 혈액보다 작은 불순물들은 빠져나가고 정상 혈액은 그대로 다시 혈관으로 돌아갑니다. 밀가루를 체로 거르는 과정과 비슷하지요. 신장은 일단 걸러진 소변에서 다시 수분을 흡수해서 너무 많은 수분이 소변으로 나가지 않도록 조절하는 역할도 합니다. 그래서 정상적인 소변의 구성은 약간의 불순물과 대부분의 수분으로 되어 있습니다.

만약에 어떤 질환이나 건강상의 문제로 인해서 혈액 내의 불순물이 많아지면 소변에 포함된 불순물의 양도 늘어나서 소변이 진해집니다. 또 물을 너무 많이 마시거나 우리 몸의 수액대사에 문제가 생겨 혈관 내에 수분이 많아지면 소변 양이 늘어나서 수분을 조절합니다. 반대로 몸에 열이 나거나 땀을 많이 흘리는 경우처럼 우리 몸의 수분이 부족한 상황이 되면 소변 양이 줄어들게 되지요. 이런 방식으로 소변은 우리 몸의 불순물을 걸러주는 역할 뿐 아니라 전체적인 수분의 균형도 유지하는 기능을 합니다.

그럼 소변만이 수분 균형을 조절할까요? 아닙니다. 폐도 호흡을 통해서 우리 몸의 수분을 조절할 수 있지요. 또 폐는 피부의 땀구멍을 조절해서 열과 수분을 조절합니다. 폐와 짝이 되는 대장은 어떨까요? 아시다시피 대변에서 수분을 재흡수해서 우리 몸의 수분을 조절하지요. 비위는 우리가 섭취한 음식물에서 수분을 흡수해서 몸에 공급합니다. 심장은 혈액의 순환을 담당하는데, 혈액이 많아지면 신장에 들어가는 혈액의 압력을 높여서 보다 많은 수분이 소변으로 나가도록 합니다.

이와 같이 다양한 장부들이 우리 몸의 수분을 일정하게 유지하기 위해서 일하고 있습니다. 따라서 소변도 이런 장부들이 어떻게 일을 하는가에 따라서 그 양이 달라집니다. 예를 들어 설사로 인해서 대장으로부터 많은 양의 수분이 배출되면 소변의 양이 줄어들어야 우리 몸의 수분을 일정하게 유지할 수 있지요. 또한 땀을 많이 흘린 경우에도 소변 양이 줄어야 우리 몸의 수분이 유지될 수 있습니다. 반대로 물을 너무 많이 마신 경우에는 소변 양이 늘어야겠지요.

이렇게 소변은 우리 몸의 불순물을 걸러 내보내는 역할 뿐 아니라 몸 전체의 수분을 조절하는 중요한 역할을 합니다. 따라서 소변에 어떤 이상 증상이 생기면 바로 우리 몸에 이상이 있다는 신호이므로 방치하지 말고 진료를 받아서 원인을 찾아야 합니다.

🍃 유뇨와 빈뇨, 급박뇨

아이들이 겪을 수 있는 흔한 소변 증상 중에 유뇨와 빈뇨, 급박뇨가 있습니다. 유뇨는 소변을 지리는 것, 빈뇨는 소변을 너무 자주 보는 것, 급박뇨는 소변을 참지 못하고 쩔쩔 매는 것을 말합니다.

유뇨 : 소변을 지려요

소변을 지리는 것에는 두 가지 경우가 있습니다. 하나는 자신이 의식하지 못한 사이에 소변이 그냥 흘러나오는 것이고 다른 하나는 소변을 참지 못하고 그만 나와 버리는 것이지요. 의식하지 못한 상태에서 소변이 흘러나오는데 양이 적다면 대부분 정서적인 스트레스 때문입니다. 요도, 즉 소변이 나오는 길에 있는 괄약근(밸브)에 힘을 주는 것을 잊어서 흐르는 것이고 대개 양이 적지요. 소변을 참지 못하고 나오는 경우는 대개 양이 많습니다. 한 번 소변을 보기 시작하면 중간에 중단하기 어렵지요. 이런 경우는 소변을 보고 싶을 때 참지 말고 바로 소변을 보도록 훈련시키면 대부분 증상이 사라집니다. 간혹 놀이에 집중해서 소변을 참는 경우도 있는데, 보호자가 중간에 소변을 보고 다시 놀도록 지도해줘야 합니다.

빈뇨 : 소변을 자주 눠요

보통 정상적인 아이들의 경우 만 4세 이후에는 하루 6번에서 8번 정도 소변을 보게 됩니다. 깨어 있는 시간으로 나누어 보면 보통 2시간에 한 번 정도 소변을 보는 것이지요. 하지만 앞서 살펴본 것처럼 우리 몸의 상태에 따라서 소변의 양과 횟수는 달라질 수 있기 때문에 일시적으로 소변을 자주 보는 것만으로 빈뇨라고 진단하기 어렵습니다.

임상적으로는 1시간 이내의 주기로 2~3일 이상 소변을 자주 보면 빈뇨를 의심할 수 있습니다. 빈뇨가 의심되는 경우에는 소변 양도 중요한데, 찔끔찔끔 보면서 자주 보는 경우와 양도 적당히 있으면서 자주 보는 경우, 그리고 소변을 보고 나서도 덜 본 것 같은 잔뇨감이 있는 경우가 있습니다.

빈뇨를 일으키는 원인은 다양한데, 가장 흔한 것은 정서적인 스트레스이며, 이 외에 요로감염이나 방광염 등의 선행질환이 있는 경우입니다. 정서적인 원인으로 빈뇨가 있는 경우에는 대부분 소변 양이 적고 보고 나서도 덜 본 듯한 잔뇨감이 있습니다. 특히 외식을 하러 가거나, 다른 친구 집에 놀러가는 경우에 빈뇨가 생긴다면 스트레스로 인한 것일 가능성이 매우 높으므로 아이의 마음을 편하게 해주고 스트레스의 원인을 찾아서 풀어주어야 합니다.

이런 심인성 빈뇨의 경우는 대부분 시간이 흐르면서 자연스럽게 좋아지는 경우가 많으므로 크게 걱정하지는 않아도 됩니다. 그러나 만일 방광염이나 요로감염 등의 선행질환이 있다면 반드시 진료를 받아야 합니다.

이와는 달리 실제 소변 양도 적당하게 있으면서 자주 보는 경우라면 수분 섭취를 조절해주어야 합니다. 물을 너무 많이 마시지는 않는지, 음식에 수분이 너무 많은 것은 아닌지 관찰해서 적절한 정도로 수분 섭취를 줄여야 합니다. 간혹 남자 아이들의 경우 장난치다가 전립선 부위에 충격을 받아서 일시적으로 전립선이 붓게 되어 빈뇨가 생기는 경우도 있습니다. 이때 대개는 치골 부위나 항문 주변에 뻐근한 통증을 동반하므로 구별하기에 어렵지는 않습니다. 이런 경우는 즉시 진료를 받아서 치료해야 합니다.

급박뇨 : 마려우면 참지 못해요

소변을 참지 못하고 쩔쩔 매는 급박뇨는 거의 대부분이 심인성으로 인해서 생깁니다. 아이들은 소변이 어느 정도 방광에 차기 전까지는 소변이 마렵다는 인식을 하지 못하는 경우가 많은데, 특히 놀이에 집중하고 있을 때 그렇습니다. 또 방광의 용적이 작아서 소변이 마렵다는 느낌을 받은 지 얼마 지나지 않아서 방광이 가득 차는 경우도 있습니다. 이렇게 급박뇨가 있는 아이는 일정한 시간(2~4시간 사이)마다 소변을 보는 훈련을 시켜야 합니다. 또 약간만 소변이 마려워도 바로 화장실에 가서 소변을 보라고 지도해야 합니다. 대부분의 경우는 이런 훈련을 통해서 개선됩니다.

🍃 밤에 소변을 못 가려요! : 야뇨

간혹 만 3세 정도 아이가 밤에 소변을 가리지 못한다고 한의원에 찾아오는 경우가 있습니다. 그러나 이런 경우는 야뇨라고 진단하지 않지요. 야뇨를 구별하는 기준 연령은 만 5세입니다. 그렇지만 대다수의 아이들이 그 전에 소변을 가리기 때문에 걱정하는 부모들이 있지요. 만 5세 이전에 6개월 이상 소변을 가린 적이 있는데 다시 야뇨가 생기는 것을 2차성 야뇨, 만 5세 이전에 한번도 6개월 이상 소변을 가린 적이 없는 야뇨를 1차성 야뇨라고 하는데, 보통은 한 달에 한두 번 이상 밤에 소변을 가리지 못하면 야뇨라고 봅니다.

2차성 야뇨 : 가려본 적이 있어요

2차성 야뇨는 대부분 심리적인 변화나 환경의 변화로 인해서 생기지만 드물게 요로감염이나 기타 선행질환으로 인한 경우도 있습니다. 가장 흔한 경우는 동생이 생기거나 유치원에 처음 가는 것처럼 환경에 급격한 변화가 있을 때입니다. 이런 환경의 변화는 스트레스를 유발합니다. 한의학에서 스트레스에 저항하는 장기라고 보는 간(肝)과 담(膽, 쓸개)의 기능이 급격하게 항진된 경우에 나타날 수 있습니다. 즉 간과 담을 다스려주면 매우 좋은 결과를 얻을 수 있지요. 가정에서는 아이의 스트레스 원인을 찾아서 해소해줘야 합니다. 다른 선행질환으로 인한 2차성 야뇨는 반드시 선행질환을 치료해야 하고요.

1차성 야뇨 : 가려본 적이 없어요

1차성 야뇨의 경우는 좀 더 신중한 접근이 필요합니다. 제가 한의원에서 치료해 본 1차성 야뇨 환자 중 가장 나이가 많은 경우는 중학교 2학년이었습니다. 즉, 조기에 적절한 치료가 이루어지지 않으면 나이가 든다고 자연히 해결되는 것이 아니지요. 이런 1차성 야뇨는 크게 폐와 비위가 허약한 경우와 방광과 신장이 허약한 경우로 나눌 수 있습니다.

앞에서 알아보았지만 폐와 비위는 우리 몸의 수분을 조절하는 중요한 장부입니다. 폐와 비위의 기능이 약하면 수분조절의 기능을 방광과 신장이 떠맡게 되는데, 이런 경우는 소변의 양이 적으면서 자주 보는 빈뇨의 증상도 함께 나타납니다. 야뇨도 양이 적으면서 여러 번 소변을 보게 되지요.

에너지를 섭취하는 비위와 1차적인 면역을 담당하는 폐의 기운이 약하기 때문에 감기에도 잘 걸리고 피로를 잘 느끼며 소화가 잘 안 되거나 설사나 배탈이 잘 나기도 합니다. 이런 경우의 1차성 야뇨라면 우선 비위의 기능이 충실해지도록 도와주고 폐의 기운이 강해지도록 하여 수분대사가 적절히 이루어지게 하면 좋습니다.

방광과 신장이 약한 경우는 어떨까요? 한의학에서는 신장이 소변에 관련된 역할 뿐 아니라 뼈와 치아, 모발 등에도 관여한다고 인식하고 있습니다. 신장의 기운이라고 하면 우리 몸의 근본적인 에너지 원이라고 생각하지요. 따라서 신장이 약한 아이들은 뼈도 좀 가늘고 모발도 힘이 없으며 치아도 좀 늦게 나고 늦게 빠지는 편입니다. 일상생활에서도 활기가 별로 없고 잘 지치지요. 이런 원인으로 야뇨가 있을 때 아이는 전혀 인식하지 못하고 양도 적지 않습니다. 이런 경우의 1차성 야뇨는 폐와 비위의 기능이 약해서 생기는 경우에 비하여 치료 기간이 좀 더 오래 걸리기는 하지만 신장의 기운을 회복시켜주는 치료를 하면 만족할 만한 효과를 볼 수 있지요. 더불어 아이의 건강과 성장에도 많은 도움이 됩니다.

🌿 야뇨는 어떻게 관리해야 할까?

밤에 아이가 소변을 가리지 못하면 엄마는 할 일이 많아지지요. 그래서 많은 엄마들이 밤에 아이를 깨워서 소변을 보게 하지만 이런 대처는 야뇨의 개선에 도움이 되지 않습니다. 아이의 입장에서는 자면서 소변을 보는 것이나 잠에서 덜 깬 상태로 소변을 보는 것이나 차이가 없기 때문이지요. 오히려 아이를 깨워서 정신이 들게 한 다음 스스로 소변을 보도록 하는 것이 낫습니다.

소변은 우리 몸의 수분을 조절하는 역할을 하기 때문에 무엇보다 자기 전에 물을 마시거나, 이뇨작용을 하는 단 음식을 먹는 것은 금물입니다. 물은 자기 전 4시간 정도 전부터는 마시지 않도록 하고 너무 목이 마르다면 한두 모금 목을 축일 정도만 먹이도록 하세요. 특히 음식의 경우는 자기 전에 먹는 것이 비위의 건강에도 좋지 않고 비만이 되기도 쉬우니 주의해야 합니다.

간혹 이불 빨래를 하기 어려워서 기저귀를 채우는 경우가 있습니다. 그러나 기저귀를 채우게 되면 아이는 일어나서 소변을 봐야 한다는 긴장감이 사라지기 때문에 지속적으로 야뇨가 있기 쉽습니다. 좀 귀찮고 힘들더라도 기저귀는 채우지 않는 것이 좋습니다.

빈뇨나 급박뇨가 있는 아이가 아니라면 소변을 잠깐 참았다가 보도록 하는 연습을 시키는 것도 도움이 됩니다. 소변이 마려울 때 의식적으로 5분 내외의 시간 동안 참았다가 보도록 하는 것이지요. 이것은 괄약근의 힘을 키우는 효과도 있고 소변이 마렵다는 느낌을 좀 더 강하게 느끼도록 해서 아이가 자다가 일어날 수 있도록 도와주는 효과가 있습니다. 물론 5분 이상 길게 참도록 하면 좋지 않지요.

무엇보다 야뇨는 1차성이든 2차성이든 심리적인 요인이 많은 영향을 준다는 점을 잊지 말아야 합니다. 따라서 아이가 실수를 했더라도 야단치거나 그것도 가리지 못하냐고 빈정거리면 안 됩니다. 오히려 실수가 없는 날 아낌없는 칭찬을 해서 아이에게 자신감을 키워주는 것이 훨씬 나은 방법입니다. 또 스스로 야뇨가 있는 날을 달력에 표시하도록 하고 일정한 목표를 정해서 상을 주는 것도 좋습니다.

🍃 여자가 요로 감염에 더 잘 걸린다?

소변은 신장의 신우라는 곳에서 만들어져서 신장과 방광을 연결하는 수뇨관이라는 관을 통해 방광으로 모입니다. 방광에 모였던 소변은 요도(尿道)라는 통로를 통해서 바깥으로 나가지요. 이렇게 신장의 신우, 수뇨관과 방광, 요도를 합해서 요로(尿路)라고 부릅니다. 이 요로에 염증이 생기는 것을 요로 감염이라고 하지요. 요로 감염 중에 신우에 염증이 생기는 신우신염은 전신적으로 고열이 나며 몸살이 매우 심합니다. 정도에 따라 입원 치료가 필요하지요. 기침이나 콧물, 목 통증 같은 감기 증상은 없는데 고열이 지속된다면 우선 의심할 수 있는 질환이며 지체하지 말고 진료를 받아야 합니다.

방광에 염증이 생기는 것은 방광염이라고 합니다. 유해한 세균이 요도를 타고 방광으로 가서 번식하면 나타나지요. 보통 남자 아이보다는 여자 아이에게서 좀 더 많이 생기는데, 요도의 길이가 남자보다 짧기 때문입니다. 감기처럼 열이 나는데 다른 감기 증상은 없고, 신우신염처럼 열이 심하지는 않습니다. 아랫배가 거북하고 아프거나 소변을 찔끔거리면서 자주 보는 빈뇨가 생깁니다. 증상이 심하면 소변에 혈액이 조금씩 섞여 나오기도 하지요. 방광염에는 항생제 처방이 매우 효과적인데, 이때 전문가의 지시에 따르지 않고 임의로 항생제를 중단하면 안 됩니다.

증상이 개선되었다고 해서 항생제를 중단하면 미처 다 제거되지 못한 세균들이 다시 증상을 일으키기 때문이지요. 실제로 방광염은 반복적으로 재발하는 경향이 있는데, 지시대로 치료하지 않았기 때문입니다. 또 우리 몸의 면역력이 정상일 경우에는 증상이 나타나지 않지만 몸이 피곤하거나 면역력이 저하되는 틈을 타서 재발하는 경우가 많습니다.

방광염과 비슷하게 빈뇨가 생기면서 소변을 볼 때 따갑거나 아픈 경우가 있는데, 이런 경우는 요도염을 의심할 수 있습니다. 방광염과 다른 점은 전신적으로 열이 나지는 않는다는 것이지요. 또 소변을 지리는 아이도 있고 경우에 따라서는 소변이 마려운데 나오지 않는 경우도 생깁니다. 평소에 빈뇨가 없던 아이에게서 별다른 증상 없이 갑작스럽게 빈뇨나 야뇨가 나타난다면 우선 의심해보고 진료를 받아야 합니다.

이러한 요로 감염을 한의학에서는 주로 간과 연계해서 치료합니다. 물론 신장과 방광도 중요한 치료 대상이 되지요. 증상이 대개 열을 동반하기 때문에 방광과 간의 열을 식혀주는 치료를 합니다. 특히 반복적으로 재발하는 요로 감염에 매우 효과적입니다.

요로 감염은 신우신염에서 파급된 경우를 제외하면 거의 대부분이 외부로부터 들어온 세균에 의해서 생깁니다. 따라서 평소 위생관리가 무엇보다 중요하지요. 특히 손을 잘 관리해야 하는데, 손씻기를 습관화하는 것만으로도 예방 효과를 높일 수 있습니다. 아이들은 요도가 있는 성기를 장난감처럼 만지고 노는 경우가 많은데 이때

손이 청결하지 못하면 요로 감염에 걸릴 확률이 높습니다.

야뇨가 있어서 일부러 잠깐씩 소변을 참는 훈련을 하는 경우가 아니라면 소변을 참도록 해서는 안 됩니다. 소변이 오래 방광에 머물게 되면 온도가 높아지고 세균이 번식하기 쉬운 환경이 되기 때문이지요. 또 평소에 물을 충분히 마시도록 해서 소변을 잘 볼 수 있도록 하는 것이 좋습니다.

여자 아이뿐만 아니라 남자 아이도 꽉 조이는 바지나 타이즈를 입히면 좋지 않습니다. 요도가 있는 성기 주위의 온도가 올라가고 통풍이 되지 않아서 여러 유해 세균이 자라기 쉽기 때문입니다. 또한 목욕 후에는 몸을 충분히 말리고 옷을 입도록 해야 요로 감염을 예방하는 데 도움이 됩니다. 여자 아이의 경우는 대변을 보고 난 후의 뒤처리도 주의해야 합니다. 요로 감염의 대부분은 대장균이 주범이거든요. 대변을 보고 난 후에는 반드시 요도에서 항문 쪽으로 닦게 하고 가능하면 깨끗한 물이나 소독된 물티슈를 이용하는 것이 좋습니다.

허약한 아이 건강하게 만들기 10

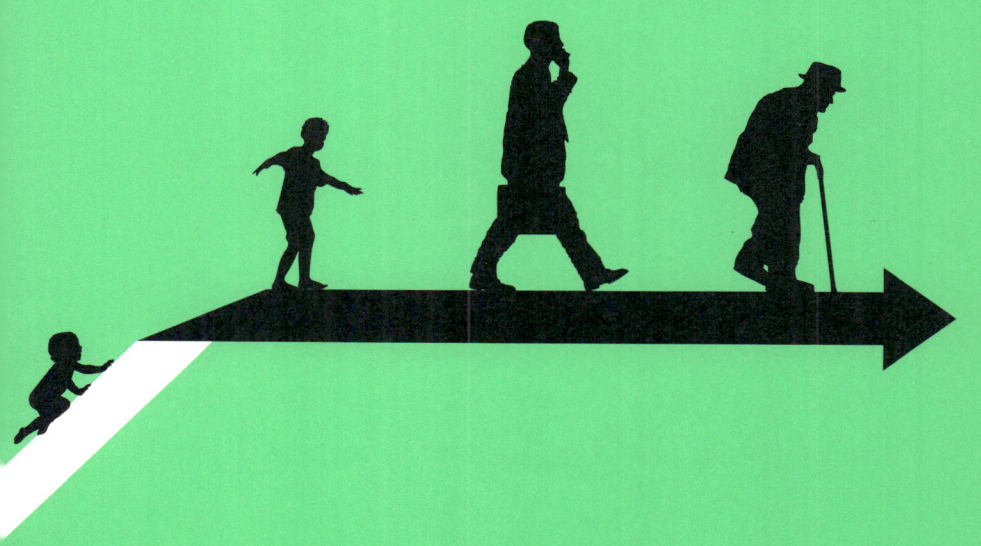

사람들은 감기에 자주 걸리거나 힘이 없고 체력이 부족하면 허약하다고 생각합니다. 그렇지만 한의학에서는 단순히 잔병치레를 많이 한다거나 체력이 부족하다고 해서 허약한 아이라고 하지는 않습니다. 우리 몸을 구성하는 오장육부의 기능이 얼마나 튼튼한가 또는 아닌가에 따라서 허약한 아이와 그렇지 않은 아이를 구분합니다. 이제부터 하나씩 살펴보겠습니다.

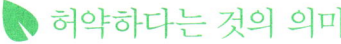 허약하다는 것의 의미

한의원에서 아이들을 진료하다 보면 부모들이 아이가 허약한 것 같다면서 보약을 좀 먹이고 싶어 하는 경우가 있습니다. 이런 아이들은 대개 감기를 달고 살거나 잘 먹지 않으며 쉽게 지치고 힘들어 합니다. 일단 이러한 허약 증상들이 나타나면 부모들은 선택의 기로에서게 됩니다. 영양제를 먹일 것이냐, 홍삼이나 기타 건강식품을 먹일 것이냐, 아니면 한의원에 가서 상담을 받을 것이냐…….

이때는 한의사에게 진료를 받는 것이 좋습니다. 왜냐하면 아이가 허약한 증상을 보이는 데는 이유가 있는데, 어떤 이유로 허약한 증상을 보이는지 정확히 파악해서 도와주어야 하기 때문이지요. 한의학에서는 오장육부의 기능 상태에 따라서 허약한 증상을 나누어 보고 그에 따라 적절한 도움을 줍니다.

폐 기운이 약한 아이

이런 아이들은 감기를 달고 산다는 표현이 맞을 정도로 감기에 자주 걸립니다. 또는 비염으로 인해서 고생을 하기도 하고요. 우리 몸의 일차적인 면역을 담당하는 폐의 기운이 약하기 때문에 외감성 질환, 즉 유행하는 질환에는 대부분 걸립니다.

간혹 비염을 감기로 오인해서 아이가 감기를 너무 자주 한다고 하는 경우가 있는데, 이런 경우에도 폐 기능은 저하되어 있습니다. 식은땀도 잘 흘리는 편이고 잘 때도 땀이 좀 많이 나는 편입니다. 폐가 피부를 주관하기 때문에 피부질환도 종종 겪게 됩니다. 이와 같이 폐기능이 약한 경우에는 평소에 찬 공기에 노출되는 것을 피하고 규칙적인 운동으로 폐의 기능을 키워주어야 합니다. 그러면 자연스럽게 감기에 걸리는 횟수가 점차 줄어들 것입니다.

심장 기운이 약한 아이

이런 아이들은 잘 지칩니다. 그런데 지치는 것에 특징이 있지요. 계속 피곤해하고 체력이 모자라는 것이 아니라 잘 놀고 운동하다가 갑자기 어느 순간에 지쳐버립니다. 그랬다가 좀 쉬고 나면 언제 그랬냐는 듯이 또 멀쩡하지요. 이런 아이들은 자고 일어나면 얼굴이나 눈, 손 등이 좀 부어 보이는 경향이 있고 입병도 자주 나는 편입니다. 심장 기운이 약한 아이들은 감기 등의 이유가 아니더라도 기침을 자주 하는 경향이 생깁니다. 따라서 평소 기지개나 스트레칭 등을 통해서 심장으로 혈액이 잘 돌아가도록 도와줘야 하고 심장의 기능을 향상시킬 수 있도록 강도 있는 운동을 꾸준히 규칙적으로 해야 합니다.

비위의 기운이 약한 아이

이런 아이들은 잘 먹지 않습니다. 입맛이 별로 없고 좀 먹었다 싶으면 배가 아프거나 탈이 잘 날 수 있습니다. 대변도 묽은 편이고 배가 좀 차갑지요. 비위는 우리 몸에 에너지를 공급하는 장부이기 때문에 비위가 약한 아이들은 힘이 별로 없습니다. 일상생활에서도 적극적이기보다는 소극적이고 방어적인 태도를 취하는 경향이 있지요. 누가 자신의 장난감을 빼앗아가도 끙끙 앓기만 할 뿐입니다.

비위의 기운이 약한 아이는 폐와 심장의 기운도 같이 약해지는 경향을 보이기 때문에 감기도 잘 걸리고 피로도 쉽게 느끼지요. 요즘에 많이 볼 수 있는 유형인데, 아무래도 과거보다는 음식의 종류가 다양해지고 인스턴트 식품이나 간식 등이 많아져서 비위가 미처 감당하지 못해서 그럴 수 있습니다. 무엇보다도 규칙적인 식습관을 길러서 비위의 기운이 잘 발휘되도록 해야 합니다. 또한 소화가 잘 되지 않는 음식들을 피하고 기름진 음식이나 단 음식, 인스턴트 식품은 절제해야 합니다.

간담의 기운이 약한 아이

이런 유형의 아이들은 겁이 매우 많다는 특징이 있습니다. 또 외부의 자극에 매우 민감해서 약간의 스트레스에도 예민하게 반응하지요. 간담의 기운이 항진되면 비위의 기능은 오히려 감소되기 때문에 이런 아이들은 잘 먹지도 않습니다. 따라서 진료할 때 비위가 허약한 것인지 간담이 허약한 것인지를 잘 구별해야 하지요. 또 간담이 약한 아이들은 꿈도 많이 꾸는데 대부분 나쁜 꿈을 꾸고 나서 깹니다. 아이가 자다가 벌떡 일어나서 울면서 나쁜 꿈을 꾸었다고 하는 횟수가 많다면 간담의 기운이 약한 것은 아닌지 의심해야 합니다. 평소 자신감을 길러주는 교육방식이 도움이 되며 스스로 문제를 해결할 수 있도록 신경써야 합니다.

신장 기운이 약한 아이

신장은 우리 몸에서 뼈와 치아, 모발 등을 담당합니다. 또 신장의 기운은 우리 몸의 생명력을 대변하지요. 신장 기운이 약한 아이들은 대개 뼈가 가늘고 치아가 늦게 나며 모발도 힘이 없고 약한 경향이 있습니다. 또 신장의 기운이 약하면 쉽게 지치는 경향이 있는데 심장이 허약할 때와는 달리 언제나 힘이 없는 편입니다. 성장과 발육도 다른 아이들보다 좀 더디지요. 다른 장부가 허약한 경우와는 달리 신장의 기운이 허약하면 장기적인 계획을 가지고 신장의 기운을 도와주는 처치를 해야 합니다.

이와 같이 한의학에서는 허약하다고 하는 아이가 왜 허약한지를 구별합니다. 이런 진단이 정확하지 않으면 아이의 허약 증상은 개선되지 않습니다. 경우에 따라서는 둘 이상의 장부에 원인이 있는 경우도 많이 있지요. 이럴 경우 한의사는 어떤 장부를 먼저 도와주어야 하는지를 판단하고 계획을 세워 접근함으로써 만족할 만한 결과를 얻을 수 있습니다.

어릴 때 건강관리가 평생을 좌우한다

'세살 버릇이 여든 간다'라는 속담이 있습니다. 이건 버릇뿐만의 이야기가 아니지요. 어릴 때 건강의 기초를 잘 마련해야 평생 건강할 수 있습니다. 특히 우리 몸의 오장육부가 자라고 자신의 기능을 온전히 갖추어가는 만 7~8세까지의 건강관리는 매우 중요합니다. 이 시기부터 외부의 유해 요소들로부터 자신을 지키는 면역력과 스스로의 이상상태를 바로잡는 자연치유력이 서서히 형성되어 갑니다. 따라서 아이들의 발달 과정을 이해하고 시기에 맞춰 적절하게 도와줘야 평생 건강의 기초를 튼튼히 만들 수 있습니다.

0~1세(첫돌)

이 시기의 아이들은 엄마에게서 받은 모체 면역 덕분에 외감성 질환에는 그다지 걸리지 않습니다. 다만 이유식을 하는 과정에서 소화기에 관련된 증상들이 자주 나타날 수 있는데, 전문가와 상의해서 잘 조절해줄 수 있기 때문에 크게 문제가 되지는 않습니다. 엄마는 아이에게 필요한 영양이 골고루 충분히 섭취될 수 있도록 신경을 쓰되 욕심을 부리지 않아야 합니다.

1~3세

걷기 시작하고 스스로의 욕구에 따라서 행동하는 시기이지요. 특히 모체 면역이 사라지고 스스로의 면역력과 자연치유력을 키워가는 시기입니다. 이 시기의 아이들은 자고 나면 키가 컸다고 할 만큼 성장 속도가 빠릅니다. 따라서 균형 잡힌 영양 섭취가 중요하지요. 또한 자신의 면역이 만들어지고 있는 시기라서 외감성 질환에 노출되기 쉬워 감기도 잘 걸립니다.

감기에 대한 지나친 치료는 오히려 스스로의 면역과 자연치유력의 발달을 방해하기 때문에 꼭 필요한 치료만 해야 합니다. 운동 능력도 발달하는 시기라서 최대한 아이가 뛰어 놀도록 배려해야 합니다. 또 이 때는 음식에 대한 식습관을 형성할 수 있는 중요한 시기이므로 규칙적으로 식사하도록 하고 다양한 맛을 보여줌으로써 편식을 하지 않도록 해야 합니다.

3~8세

보통은 유치원이나 어린이집 등에서 단체 생활을 하는 시기입니다. 따라서 위생관리에 많은 신경을 써야 하고 평소 위생관리를 습관화하도록 지도해야 합니다. 단체 생활에서 오는 스트레스가 아이의 건강에 영향을 줄 수 있으므로 항상 친구 같은 아이 주변의 관계들이 원만한지 주의 깊게 살펴주세요. 신체적으로는 기본적인 면역이 완성되어 가며 소화기의 능력도 어른과 비슷하게 자랍니다. 이 시기의 아이들은 성장 속도가 이전에 비해서 조금씩 줄어들게 되는데, 이는 오장육부의 기능을 충실히 하는 데 에너지를 많이 사용하기 때문이지요. 또 에너지가 많이 필요하므로 비위의 기능이 약해지기 쉬운 시기입니다.

무엇보다 규칙적인 식습관과 적당한 운동량이 반드시 필요합니다. 또한 접하는 환경이 다양해져서 외감성 질환에 쉽게 걸릴 수 있는데, 이전의 시기와 마찬가지로 필요 이상의 치료를 하는 것은 좋지 않습니다.

8세 이후

기본적인 면역과 자연치유력은 거의 준비된 단계입니다. 이전에는 누가 감기에 걸리면 같이 걸리던 아이가 학교에 들어가고 나서는 그렇지 않게 되지요. 그러나 신체활동 중심인 이전 시기와 달리 학습 활동 위주가 되다 보면 운동량이 부족해지고 체력이 떨어지기 쉽습니다. 학습과 운동량을 적절히 조절해줘야 고학년이 되면서 찾아오는 급진성장기에도 잘 자랄 수 있습니다. 외감성 질환에는 쉽게 걸리지 않지만 운동량이 적어서 비위의 기운이 약해지기 쉽습니다. 또스스로 음식을 사먹을 수 있는 나이라서 인스턴트 식품이나 간식 등에 잘못 길들여지기 쉬우므로 부모의 지도가 꼭 필요하지요.

연령대와 상관없이 모든 시기에 걸쳐 공통적으로 요구되는 관리가 있지요. 바로 규칙적이고 균형 잡힌 식생활과 적당한 운동입니다. 에너지를 섭취해야 생명을 유지할 수 있고, 몸을 움직여야 오장육부의 기능이 정상적으로 발달합니다. 이 두 가지 원칙은 반드시 지켜야 하는 것이지요. 그 외에 위생과 관련된 교육 및 습관도 바르게 형성되어야 합니다. 식생활과 운동, 위생관리만 적절히 이루어져도 아이는 큰 탈 없이 자신의 건강을 만들어갈 수 있습니다. 이 밖에 필요한 의학적인 사항들은 전문가의 도움을 받아야 합니다.

🌱 보약은 언제 필요한 것일까?

한의원에 찾아오는 부모들 중에 간혹 '녹용이나 한 첩 먹이려구요' 하는 경우가 있습니다. 녹용이 보약의 대명사처럼 되어 있으니 그렇겠지요. 이제부터는 보약이 어떤 것인지, 그리고 언제 어떻게 보약을 처방받아서 복용하는 것이 좋은지 알아보겠습니다.

보약을 한자로 쓰면 보약(補藥)입니다. 즉 무언가를 보(補)한다, 돕는다, 보탠다는 개념의 약이지요. 흔히들 몸에 좋은 약이 보약이라고 생각하기 쉬운데, 엄밀한 의미에서는 옳지 않습니다. 한의학에서는 약을 쓸 때 크게 두 가지 개념으로 씁니다. 하나는 보약이고 다른 하나는 사약(瀉藥)입니다. 사약은 보약의 반대 개념으로 무언가 항진된 것을 없애는 약이지요.

예를 들어 스트레스가 심해서 간담의 기운이 항진되는 바람에 두통이 있고 가슴이 그득하고 답답하다면 간담의 기운을 내려주는 사약을 써야 합니다. 이럴 때는 사약이 몸에 좋은 약이 되는 것이지요. 즉 한의학에서는 우리 몸의 상태를 조절할 때 넘친 것은 덜어주고 모자란 것은 채워주는 방법을 사용합니다.

아이들에게 처방을 사용할 때도 이러한 개념은 똑같습니다. 질병의 성질에 따라서, 질병이 시작된 장부의 상태에 따라서 보약을 사용할지 아니면 사약을 사용할지 결정하게 됩니다. 그런데 아이들의 상태는 대부분 지나치게 항진되어서 어떤 질병이나 증상이 나타나기보다는 장부 기능의 불균형이나 부족함 때문인 경우가 더 많으므로 사약보다는 보약의 개념이 더 많이 쓰이는 것뿐입니다.

그럼 언제 어떻게 보약을 먹는 것이 좋을까요? 정답은 '필요할 때'입니다. 그럼 언제 필요할까요? 앞서 말씀드렸던 허약아의 증상이 나타날 때입니다. 또한 급격한 환경의 변화나 심리적인 변화가 있어서 아이가 갑자기 지쳐 있거나 힘들어할 때도 보약이 도움이 됩니다. 간혹 보약은 돌 이후에 한번만 먹으면 된다고 생각하는 경우가 있지만 그렇지 않습니다. 아이에게 허약 증상이 보이면 언제든 처방하는 것이 좋습니다.

또 어떤 질환이나 증상을 치료하고 나서 마무리를 위해서 보약을 처방하기도 합니다. 특히 비염이나 소화기, 야뇨나 유뇨 등의 질환들은 치료를 통해서 증상이 개선된 뒤에 재발방지 목적으로 보약을 처방하기도 합니다.

성장과 발달 과정에도 보약은 도움이 됩니다. 보약은 기본적으로 아이에게서 부족한 장부의 기운을 도와주는 것이므로 결과적으로는 몸의 균형을 맞추어줍니다. 균형이 잘 맞으면 오장육부의 발달도 양호해지고 결국 성장어 좋은 영향을 미치게 되지요.

아이의 면역과 자연치유력이 가장 많이 발달하는 학령기 이전에는 정기적으로 한의원에서 진료를 받고 혹시 부족한 것이 있는지 살펴보는 것도 좋은 방법입니다. 부모가 미처 알아채지 못한 숨은 문제가 나타나는 경우도 많이 있습니다.

간혹 진맥도 하지 않고 보약을 짓기도 하는데 이는 바람직하지 않습니다. 보약은 부족한 기운을 채워주는 것인데, 어느 장부에 도움이 필요한지 결정되지 않으면 보약은 의미가 없습니다. 아이를 직접 진찰하지 않고서는 그걸 알 수 없기 때문이지요. 아이의 보약은 반드시 한의사에게 진료를 받아서 정확하게 어디를 얼마나 보태주어야 하는지 상담하고 처방받도록 하십시오. 그래야만 부작용 없이 가장 효과적으로 아이의 건강을 키워줄 수 있습니다.

녹용이 들어가야만 보약인가요?

물론 아닙니다. 무엇이 부족한가에 따라 녹용은 필요할 수도, 필요하지 않을 수도 있습니다. 따라서 녹용이 들어 있지 않은 보약도 많이 있습니다. 다만 녹용이라는 약재의 특성상 원기(元氣)를 도와주고 피를 잘 만들어주며 체력을 강하게 하고 면역력을 강화시키는 효과가 있기 때문에 녹용을 함께 쓰면 효과가 더 좋아질 수 있습니다.

가령 소화기, 비위의 기운이 허약해서 밥을 잘 먹지 않고 배앓이를 자주 하는 아이에게 보약을 써야 한다면 굳이 녹용을 함께 쓸 이유가 없지만, 녹용을 함께 쓰면 다른 약재들의 효과가 훨씬 잘 나타나게 됩니다. 또, 신장의 기운이 약해서 뼈가 가늘고 쉽게 지치며 활동량이 줄어드는 경우에는 녹용을 써야만 효과적인 보약으로 작용할 수 있습니다. 이런 식으로 녹용은 반드시 필요한 경우와 굳이 필요하지는 않은 경우로 나누어 사용합니다.

간혹 어떤 질환에 따라서는 처방에 녹용이 포함되면 오히려 역효과를 나타낼 수도 있습니다. 따라서 녹용의 유무로 보약이냐 아니냐를 구분하는 것은 적절하지 않습니다.

🌿 건강기능식품은 과연 효과가 있을까?

요즘 우리 주변에는 건강기능식품들이 넘쳐납니다. 그렇지만 올바르지 않은 정보와 과장된 광고로 인해서 건강기능식품이 오용되고 있는 실정입니다.

좁은 의미의 건강기능식품은 영양보충제를 의미합니다. 일상에서 부족해지기 쉬운 영양소를 간편하게 보충해주지요. 비타민제나 칼슘제, 철분제처럼 쉽게 접할 수 있는 대부분의 건강기능식품이 해당됩니다. 범위를 조금 넓혀보면 우리 몸의 기능 저하를 방지하거나 위험한 요소를 없애는 데 도움을 주는 것들도 포함됩니다.

예를 들어 오메가-3 지방산은 혈중의 콜레스테롤을 조절해서 동맥경화를 예방할 수 있다는 식이지요. 범위를 더 넓혀보면 유기농으로 재배된 식재료나 신선한 식재료들이 모두 건강기능식품이 될 수 있지만 너무 범위가 넓어지지요.

건강기능식품은 일반적으로 알려진 원료의 효능을 바탕으로 만들어진 제품과, 원료의 효능을 새롭게 인정받아서 만들어진 제품으로 나뉩니다. 예를 들면 인삼을 함유하고 있는 제품은 이미 인정된 원기회복, 면역증진, 신체 저항능력 향상 등의 효능이 있다고 표시할 수 있지요. 반면 인삼이 주원료인 제품에 아토피성 피부염 개선 효과가 있다고 표시하려면 인삼이 아토피성 피부염에 과연 어떠한 효과가 있는지 입증해야 합니다. 단순히 '인삼이 면역을 증진시키니까 아토피성 피부염에도 효과가 있을 것이다'라는 가정으로는 인정될 수 없지요.

이렇게 일반적으로 알려지지 않은 효능을 증명해서 새롭게 기능성 식품을 만드는 것을 '개별인정형 건강기능식품'이라고 합니다. 최근에는 개별인정형 건강기능식품이 점차 늘어나는 추세에 있습니다. 건강기능식품에 대한 더 다양하고 정확한 정보는 우리나라의 식품의약품안전청(식약청)에서 운영하는 건강기능식품 정보 홈페이지(http://hfoodi.kfda..go.kr)를 참고하세요.

건강기능식품을 올바로 먹기 전에 명심할 것은, 바로 건강기능식품은 말 그대로 건강에 도움이 될 수 있는 식품이지 질병을 치료하기 위한 약물이 아니라는 것이지요. 한의사나 의사의 지시에는 따르지 않으면서 스스로 판단하여 건강기능식품으로 질병을 치료하려는 것은 옳지 않습니다.

건강기능식품을 먹기 전에 우선 자신에게 부족한 것이 무엇인지 명확히 알아야 합니다. 건강기능식품이 오히려 독으로 작용할 수도 있기 때문이지요. 예를 들어 칼슘의 섭취가 충분한 아이에게 칼슘을 추가로 복용시키면 요로 결석이 생길 수도 있고 과잉섭취된 칼슘을 배출하기 위해서 뼈에서 인을 빼내기 때문에 반대로 뼈가 약해지는 결과가 나타날 수 있습니다. 어떤 건강기능식품이 나에게 필요한지를 결정하는 것은 매우 중요한 일입니다.

대부분의 경우에 무엇이 필요한지를 스스로 결정할 수는 없습니다. 그래서 권장하는 방법이 혈액검사를 통해서 부족한 영양소를 찾아내는 것입니다. 혈액검사를 하면 우리 몸에 어떤 영양소가 부족한지 알 수 있으며 부족한 영양소를 보충하는 목적으로 건강기능식품을 올바로 선택할 수 있습니다.

무엇보다 아이의 발달 과정에 따라서 필요한 영양소의 구성과 양이 달라지기 때문에 적당한 제품을 선택해야 합니다. 모유를 먹다가 이유식을 시작할 때쯤에는 철분이 부족하기 쉽고 자고 나면 쑥쑥 자라는 급진성장기에는 칼슘이 부족하기 쉽지요. 이런 기본적인 경향은 여러 정보를 통해서 얻을 수 있지만 가장 정확한 것은 한의사나 의사에게 상담을 받는 것입니다. 건강기능식품 하나하나를 한의사나 의사가 알기는 어렵겠지만 영양소나 기능성 재료에 대해서는 충분히 조언을 해줄 수 있습니다.

🍃 홍삼을 먹으면 안 되는 아이가 있다

한의원에 오는 부모들이 가장 많이 하는 질문 중 하나는 '우리 아이가 홍삼을 먹어도 되나요?'입니다. 시중에는 아이들을 위한 전용 홍삼 제품들이 넘쳐나지요. 심지어는 보약을 먹일까 홍삼을 먹일까 고민하다가 홍삼을 선택하는 경우도 꽤 많이 있습니다. 이제부터 홍삼에 대한 진실을 파헤쳐보겠습니다.

홍삼은 말 그대로 인삼을 찐 다음 말려 붉은 색을 띠게 한 것입니다. 기본적으로는 인삼의 효능을 가지고 있지요. 한의학에서 인삼은 기운을 도와주는 약물입니다. 특히 비위와 심장, 폐의 기운을 잘 도와주는 특성이 있습니다. 그래서 잘 먹지 못하고 기운이 없으며 감기에 잘 걸리는 허약한 아이에게 처방할 때 쓰입니다.

홍삼도 마찬가지의 효능을 가지고 있지만 한의원에서 처방하는 약재에는 홍삼을 쓰지 않습니다. 왜일까요? 답은 단순합니다. 인삼의 효능이 더 좋기 때문이지요. 홍삼은 인삼의 효능을 약하게 만든 것에 지나지 않습니다.

항간에는 홍삼은 인삼과 달리 누가 먹어도 부작용이 없다고 합니다. 과연 그럴까요? 예를 들어 시중에서 가장 많이 팔리는 자양강장제 음료도 사람에 따라서는 잠이 안 오거나 심장이 두근거리거나 속이 쓰릴 수 있습니다. 말하자면 어떤 약도 부작용이 없다고 단언할 수 없습니다. 특히 인삼을 가공한 홍삼의 경우는 인삼이 가진 효능을 그대로 가지고 있기 때문에 인삼을 써서는 안 되는 경우에 먹으면 반드시 부작용이 생깁니다. 비위가 허약하지 않고 잘 뛰어 놀며 피곤해하지 않는 건강한 아이에게 홍삼을 먹이면 얼굴이 상기되고 두통이 생길 수 있으며 가슴이 답답해지는 부작용이 나타납니다.

또 다른 문제는 시중에 나와 있는 어린이용 홍삼 제품들에는 순수하게 홍삼만 들어 있지는 않다는 것입니다. 보통 홍삼과 함께 십전대보탕 계열의 다른 약재들과 감미료가 들어 있지요. 만약 아이가 홍삼 제품을 먹고 별다른 부작용이 없다면 바로 다른 약재들의 작용이 홍삼의 작용을 억제했기 때문입니다. 그렇다고 한다면 홍삼의 효과는 사라지는 것이지요. 어린이용 홍삼 제품들을 대다수의 어린이가 부작용 없이 먹게 하기 위해서 제조 회사들이 첨가한 다른 약재들은 결과적으로 두루뭉술하게 작용할 수밖에 없습니다. 딱히 특별한 효과가 있는 것도 아니면서 부작용도 없지요. 결국 이런 제품이 아이의 건강에 기여하는 바는 미미할 것입니다.

홍삼을 먹여서 효과를 보았다는 아이들은 대부분 비위 기능이 약해서 허약한 아이들입니다. 허약의 원인이 비위에 있고 전반적인 에너지 대사량이 적은 경우에는 홍삼이 어느 정도 도움이 될 수 있습니다. 그러나 이렇게 비위가 허약해서 홍삼을 먹는 것이 적합하다고 하더라도 한의사의 진단에 따르는 것이 좋습니다. 왜냐하면 홍삼보다 더욱 효과적인 처방들이 많이 있으며, 비위의 기능이 어떻게 허약한가에 따라서 홍삼이 맞지 않을 수도 있기 때문이지요. 또 얼마만큼 먹어야 하는지도 잘 결정해야 하고요.

아이가 허약하다고 느낄 때 가장 중요하고 먼저 해야 할 일은 바로 허약의 원인이 무엇이며 어떻게 도와주는 것이 효과적일지 밝혀내는 것입니다. 좀 더 저렴한 비용으로 손쉽게 구입할 수 있다는 이유로 홍삼 제품을 구입하는 것은 그리 바람직하지 않습니다.

아이의 비만은 부모 탓이다   11

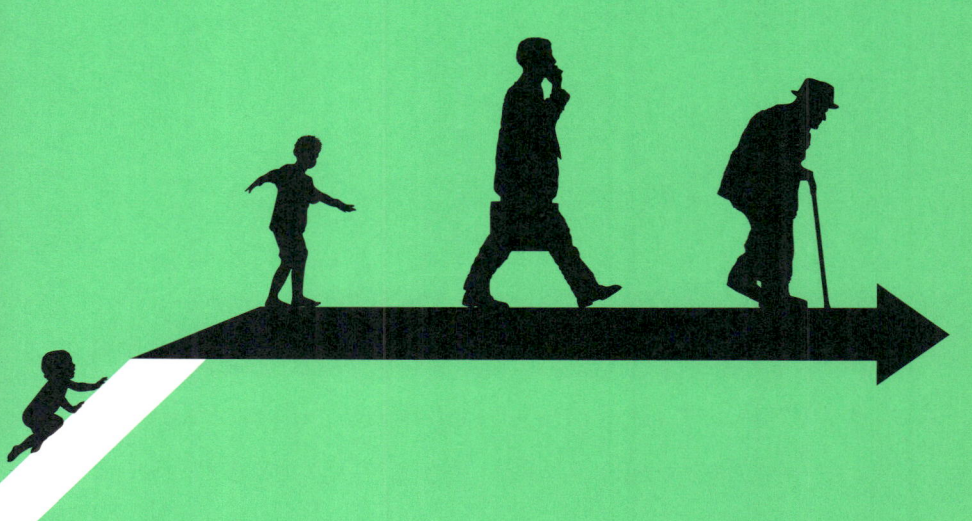

잘 먹고 통통하며 건강한 아이는 모든 부모의 희망사항입니다. 그런데 통통함이 지나쳐서 과체중이나 비만이 되면 걱정이 앞서게 되지요. 잘 먹지 않고 마른 아이도 걱정이지만 너무 많이 먹고 뚱뚱한 아이도 걱정입니다. 이 장에서는 과연 비만이란 어떤 것이고 어느 정도를 비만이라고 하는지 알아보고 비만을 효과적으로 관리하는 방법들에 대해서 살펴보겠습니다.

🌱 비만? 문제는 지방이다!

비만이란 단순이 체중이 많이 나가는 것을 의미하지는 않습니다. 정확하게 말하면 체중에서 지방이 차지하는 비중이 지나치게 많은 것을 비만이라고 하지요. 우리 몸의 체중을 구성하는 요소는 뼈, 근육, 지방, 수분(혈액 포함)입니다. 이들 중 뼈는 성장기를 제외하고는 무게가 더 늘지 않지요. 그래서 체중의 변화는 근육과 지방, 수분의 변화로 일어납니다.

근육이라고 하면 보통 육체기 선수의 근육을 연상하지만 그런 골격근만 근육이 아니라 우리 몸 내부의 심장, 위, 소장, 대장, 방광 등 내장을 구성하는 것들도 근육입니다. 물론 근육의 생김새와 용도는 다르지만 엄연히 근육이지요. 말하자면 우리 몸을 유지하고 움직이는 역할을 담당하고 있는 것들입니다. 그래서 근육이 많아서 과체중으로 분류되더라도 비만이라고 부르지는 않습니다. 물론, 다이어트를 할 때도 근육은 그 대상이 아닙니다.

수분은 우리 몸의 체액과 혈액, 그리고 세포에 들어 있습니다. 우리 몸의 70% 이상은 수분으로 이루어져 있으며, 적정량의 수분이 항상 우리 몸에 있어야 건강하게 생명을 유지할 수 있지요. 우리 몸의 많은 장부, 그러니까 폐, 비위, 대장, 신장, 방광, 피부 등이 모두 수분을 조절하는 역할을 하고 있습니다. 간혹, 물만 먹어도 살찐다는 사람의 경우는 (진짜로 물만 먹는다고 가정했을 때) 바로 이런 수분 조절 기능에 문제가 있는 것입니다. 심각한 질환이 있을 가능성이 많지요.

이 수분도 다이어트의 대상은 아닙니다. 다만 비정상적으로 수분이 몸에 많이 축적된 경우는 예외입니다. 이럴 때는 수분의 대사가 원활히 일어나도록 도와주면 체중이 줄어듭니다. 하루 이틀 먹지 않으면 체중이 확 줄었다가 조금간 먹어도 다시 늘어나는 사람들도 바로 이 수분 대사에 문제가 있다고 봅니다.

문제는 지방입니다. 지방은 복부 안 장기들 사이에 끼어 있는 내장지방과 피부 밑에 있는 피하지방으로 나뉩니다. 우리 몸이 지방을 축적하는 가장 큰 이유는 굶는 경우에 에너지원으로 사용하기 위해서입니다. 특히 여성의 경우는 임신과 출산, 육아를 위해 항상 에너지를 비축해야 하기 때문에 지방량이 남성에 비해서 많습니다. 그래서 옛날에는 적당히 피하지방이 있는 신체를 가진 여성이 아름다움의 상징이었지요.

요즘에도 보통 성인 여성의 경우 배꼽 주위에 약 2~3cm 두께의 피하지방이 있습니다. 지방이 이렇게 피하나 내장 사이에 나뉘어 저장되는 것은 유사시에 쓰일 근육 가까이에 있기 때문입니다. 즉 피하지방은 골격근이 사용하고 내장지방은 내장근육이 사용하는 것이지요. 그런데 요즘 지방을 꺼내어 쓸 만큼 긴박한 상황이 벌어지는 일은 극히 드뭅니다. 결국 과잉으로 공급된 에너지원은 정상적인 범위의 비축량을 벗어나 지방으로 축적되고 비만이라는 질환으로 발전합니다. 다이어트는 바로 이 과잉된 지방을 우리 몸에서 덜어내는 것이 목적입니다.

이상에서 살펴본 바와 같이 비만이란 우리 몸을 구성하는 요소 중에서 특히 지방이 많이 축적되어 과체중이 된 상태를 의미합니다. 이렇게 지방이 과잉 축적되는 이유는 여러 가지가 있고 사람에 따라서도 다르기 때문에 비만 관리는 원인을 정확히 파악해서 그에 따른 방법으로 이루어져야 합니다.

🍃 소아형 비만이 더 위험하다

비만은 일반적으로 비만 세포(지방 세포)의 수와 크기에 따라서 소아
형 비만과 성인형 비만으로 나뉩니다. 소아형 비만이란 비만 세포의
크기는 작은 데 비해 수가 많은 비만을 말하고 성인형 비만은 이와
반대로 비만 세포의 수는 적지만 크기가 큰 비만을 말합니다. 어린
이의 비만이 위험한 이유 중 하나는 성인이 되어 비만 세포의 크기
까지 커지면 비만이 더 심각해질 수 있기 때문이지요.

또 질환에 의해서 비만이 되는 대사성 비만과 식습관이나 운동량
등에 의해 비만이 되는 일반형 비만으로 나눌 수 있습니다. 대사성
비만이란 대사 이상성 질환, 즉 갑상선 기능 저하증이나 당뇨 같이
우리 몸의 에너지를 적게 쓰도록 하는 질환에 의해서 비만이 되는
경우입니다. 물론 이런 형태의 비만은 우선 선행질환을 치료하는 것
이 중요합니다.

비만의 원인은 질환이 있어서 비만이 되는 경우를 제외하면 유전
적인 요인과 일상생활의 영향을 받습니다. 비만인 사람 중 약 30%
는 유전적인 요인 때문이라고 알려져 있고, 실제로 비만을 일으키는
유전자도 규명되어 있습니다. 그러나 부모가 모두 비만일 때 아이까

지 비만인 경우는 유전적인 요인보다는 환경적인 요인이 더 크게 작용한 것입니다. 비만 체형의 부모와 함께 생활하는 아이는 아무래도 '비만을 권하는' 환경에 노출되어 있으니까요. 따라서 유전적인 요인을 제외한 대부분의 경우에서 비만의 가장 큰 원인은 환경적인 요소입니다.

그러나 같은 환경에 노출되어 있는 경우라도 비만인 아이와 그렇지 않은 아이가 있습니다. 가령 부모가 모두 비만 체형이고 형도 비만인데 동생은 그렇지 않은 경우가 있지요. 이렇게 사람마다 다른 이유와 원인을 정확하게 찾아내고 필요한 조치를 취하는 것이 비만 관리의 핵심입니다.

🍃 비만은 어떻게 측정할까?

일단 비만인지 아닌지가 궁금하겠지요? 비만은 우리 몸에 필요 이상의 지방이 축적되어 과체중이 된 상태입니다. 그러나 별도의 검사를 하지 않고서는 몸에 지방이 얼마나 축적되어 있는지를 알기 어렵습니다. 그래서 간편하게 비만인지 아닌지를 측정해볼 수 있는 지표들이 있습니다.

1) 브로카 변법

키에서 100을 빼고 0.9를 곱한 값이 자신의 표준체중이라는 계산식입니다. 예를 들어 키가 160cm이고 체중이 60kg이라면 (160-100) ×0.9=54kg이 됩니다. 여기서 얻어진 54kg으로 현재 자신의 체중을 나누면 되는데, 60÷54=1.11이 되지요. 이 결과가 1.2 이상이면 비만이라고 판단합니다. 이 계산법의 단점은 키가 작은 사람일수록 표준체중이 적게 나와서 비만이라고 오진하기 쉽다는 것입니다. 따라서 150cm 이상인 사람에게 적용하는 것이 좋습니다.

2) 체질량지수법

체질량지수는 BMI(Bcdy Mass Index)라고 하는데 키(m 단위)의 제곱으로 현재 체중을 나눈 것입니다. 가령 160cm에 체중 60kg이라면 60÷(1.6×1.6)=23.4가 됩니다. 이 체질량지수가 19~25 사이면 표준체중으로 보고 26~30 사이면 과체중, 30 이상이면 비만으로 진단합니다. 또 이 방법으로 표준체중을 정확하게 계산하려면 키(m 단위)의 제곱에 22를 곱하면 됩니다. 즉, 앞의 예에서는 1.6×1.6×22=56.3kg이 되어 브로카 변법으로 계산한 것과 2.3kg 정도 차이가 생기지요. 어쨌거나 이 방식에서는 1.6×1.6×(19~25)=48.6~64kg 사이를 표준이라고 판단합니다.

이 방법은 체중과 키의 비율을 기준으로 하기 때문에 키가 작은 어린이의 비만 여부를 판단하기에 좋습니다. 그러나 체질량지수법은 키가 큰 사람에게서 잘못된 결과를 도출하기 쉽습니다. 그래서 최근에 개선된 계산식이 있지만 아직 공인되지는 않았습니다.

3) 어린이의 비만 측정

키 1m 내외의 어린이는 위의 방법들로 비만을 측정하기가 어렵습니다. 체질량지수법은 어느 정도 유의성이 있지만 브로카 변법은 오류가 많지요. 그래서 이런 어린이들은 우리나라 표준 성장 발육 도표를 참조해서 비만 여부를 판단합니다. 같은 월령의 아이들을 비교하는 것이지요. 가령 60개월이 된 남자 아이의 키가 104cm라면 이 아이는 같은 월령 남자 아이들 중 하위 25%(평균은 50%)에 해당하는 키이며 25%에 해당하는 체중은 16.7kg입니다.

그런데 이 아이가 현재 20kg이라면 이 체중은 키가 75%일 때에 적당한 체중이기 때문에 비만이라고 진단할 수 있습니다. 이 방식은 우리나라 표준 성장 발육 도표를 가지고 있을 때만 사용할 수 있다는 단점이 있지요. 도표는 이 책 뒤에 실어두었습니다.

다른 방법으로 로러지수라는 것이 있습니다. 이 방식은 현재 체중을 미터(m) 단위의 키로 세 번 나누고 10을 곱한 것입니다. 즉 체중÷키(m)÷키(m)÷키(m)×10 입니다. 이렇게 얻어진 값과 키를 비교하는데, 키 110~129cm까지는 이 값이 180 이상이면 비만으로 보고 키 130~149cm 사이에서는 170 이상, 키 150cm 이상인 어린이는 160 이상이면 비만으로 간주합니다.

이상과 같은 방법으로 측정하는 것은 '과연 지금의 체중이 과체중인가 아닌가'입니다. 비만은 체중에서 지방이 차지하는 비중을 기준으로 판단해야 하기 때문에 우선 위의 방법들로 측정했을 때 과체중이라는 결과를 얻었다면 다시 한의원이나 소아과에 방문해서 정확한 체성분 검사를 받아보는 것이 좋습니다.

어린이 비만이 성인병을 낳는다

어린이에게서 비만이 나타난다면 일단 적극적이고 세심한 관리가 필요합니다. 비만과 과체중은 엄연히 다르기 때문에 정확하게 진단을 받아야 하지요. 실제 지방량이 많지 않으면서 적당한 범위 내의 과체중은 성장과 발육에 별 지장이 없고 오히려 건강한 아이로 자랄 확률이 높습니다. 그렇지만 비만으로 판단되는 아이는 여러 가지 건강상 문제점을 안고 있을 뿐 아니라 성장과 발육에도 지장이 생깁니다.

우선 비만인 아이는 성인병이라고 하는 고지혈증이나 지방간, 당뇨, 심근경색, 동맥경화 등이 일찍 나타날 수 있습니다. 즉 젊은 시기에 성인병에 노출될 확률이 높아진다는 것이지요. 간혹 비만의 정도가 심한 고도비만 어린이들은 어린 시절부터 이러한 성인병에 걸려서 고생하기도 합니다.

어린이의 비만은 이러한 신체적인 건강에만 악영향을 미치는 것이 아니라 정서적인 문제도 일으킬 수 있습니다. 체형이 또래 친구들에 비해 비만이기 때문에 교우관계가 악화되기 쉽지요. 또한 행동이 민첩하지 못한 경우가 많아서 친구들과 어울려 하는 놀이에서 소외되는 경우도 있습니다.

간혹 한의원에서 상담하다 보면 지나친 비만으로 친구들 사이에서 놀림을 받고 의기소침해져서 자신감이 없어진 아이들이 있습니다. 이런 과정들이 개선되지 않고 진행되면 향후 청소년기에도 자존감이 결여되기 쉽고 심지어는 열등감으로 악화되기도 합니다. 신체적인 문제 뿐 아니라 정서적인 측면에서도 비만은 반드시 관리되어야 하는 것이지요.

부모들이 간과하기 쉬운 악영향 중 하나가 바로 비만으로 인한 성장 장애입니다. 키가 자란다는 것은 뼈가 길이로 자라는 것을 의미하는데, 비만인 경우는 뼈가 자라는 힘보다 체중으로 누르는 힘이 강해서 뼈가 길이로 자라지 못하고 두꺼워지게 됩니다. 결국 키는 덜 자라게 되지요. 이런 경우 비만을 관리해서 적정 체중으로 돌아가면 갑자기 키가 쑥쑥 자라는 것을 흔히 볼 수 있습니다. 키가 잘 자라지 않는 원인 중에 비만이 중요하게 작용하고 있다는 증거입니다.

🌿 부모가 비만일 때 아이의 비만 확률은?

앞에서 살펴봤듯이 아이들 비만의 원인은 크게 유전적인 요인과 환경적인 요인으로 나눌 수 있습니다. 여기에 더하여 심리적인 요인도 중요하게 작용하며 에너지 대사의 문제도 무시할 수 없습니다.

유전적인 요인과 환경적인 요인은 서로 관련이 깊습니다. 단순히 부모가 비만인 경우 아이들이 비만일 확률은 부모 모두 비만일 때 80%, 엄마만 비만일 때는 60%, 아빠만 비만일 때는 40% 정도 된다고 합니다. 여기서 알 수 있듯이 아이가 비만일 경우 비만유전자가 유전된 경우가 아니라면 환경적인 요소가 더 크다고 할 수 있습니다. 왜냐하면 가족의 식단을 결정하는 것은 엄마이기 때문이지요. 엄마와 아빠가 모두 비만이 되기 쉬운 식단을 선호한다면 당연히 아이는 비만일 확률이 높아지지요.

환경적인 요인 중에서 중요한 것이 바로 식습관과 운동 같은 생활습관입니다. 여기서도 부모의 영향은 지대합니다. 부모가 운동을 좋아하지 않고 활동량이 적으며 비만이 되기 쉬운 식습관을 가지고 있다면 아이는 당연히 부모를 따라서 비슷한 패턴의 생활습관을 갖게 되어 비만이 될 가능성이 매우 높아지겠지요.

어떤 연구 결과에 의하면 조산 또는 저체중으로 태어난 아이가 나중에 비만이 될 확률이 매우 높다고 합니다. 이유로는 엄마 뱃속에서 영양섭취가 부족했던 것이 무의식에 남아 나중에 보상을 받으려는 기전이 작동해서 많이 먹게 된다는 것이지요. 따라서 아이가 조산아이거나 저체중으로 태어났다면 각별히 식습관과 생활습관에 신경을 써야 합니다.

　다른 원인으로 흔히 거론되는 것이 바로 스트레스입니다. 어른들 중에도 스트레스를 받으면 뭔가 먹어야 풀리는 사람들이 있지요. 아이들도 마찬가지입니다. 스트레스에 대항하기 위해서는 우리 몸의 에너지를 많이 써야 하는데, 이렇게 소모된 에너지를 보충하는 것을 넘어서 많이 먹어야 편안해지는 경우입니다. 이런 경향을 가진 비만은 어른이나 아이나 대개 내성적이고 소심한 성격을 가진 경우에 많이 나타납니다. 아이에게서 이런 비만이 보인다면 우선 이야기를 많이 들어주고 소통하도록 노력해서 아이가 음식이 아닌 대화나 다른 취미로 스트레스를 풀도록 도와주어야 합니다.

　한의학에서는 에너지 대사나 수분의 대사를 방해하는 요소로 인하여 비만이 되는 경우도 고려하고 있습니다. 실제 식습관이나 생활습관을 살펴보면 비만이 될 요소가 없음에도 비만인 경우도 많이 있기 때문이지요. 에너지 대사의 흐름을 방해하는 요소로는 어혈과 담(痰 : 비정상적인 체액), 습기 등이 있고 이러한 것들은 주로 비위의 기능이 허약해서 생깁니다. 그래서 한의학에서는 비위의 기능을 강화하고 방해 요소들을 제거함으로써 에너지 대사량을 증진시켜 비만관리를 합니다.

🌿 효과적인 어린이 비만 관리법

두말하면 잔소리겠지만 아이들의 비만을 관리할 때 무엇보다 부모의 역할이 중요합니다. 특히 아이들이 뭘 먹는 것만큼이나 흐뭇한 일은 없기 때문에 부모의 마음가짐이 무엇보다 중요하지요. 장차 이 아이가 비만에서 벗어나 건강하게 사는 것이 더 행복한 일이라는 생각을 가져야 합니다. 아이들이 먹을 것을 달라고 울고 보챈다고 모든 것을 먹일 수는 없습니다. 그럼 어떻게 해야 아이의 식습관을 올바른 길로 인도할 수 있을까요?

제1원칙 : 규칙적인 식생활

튼튼한 비위 기능을 위해서도 필요하지만, 비만관리를 위해서도 가장 중요한 원칙입니다. 식생활이 불규칙하면 절대로 비만관리를 할 수 없습니다. 일정한 시간에 일정한 양의 음식을 먹는 것이 우선입니다. 그리고 식사의 양도 약간 적은 듯이 하는 것이 좋습니다. 식사는 탄수화물인 밥을 기본으로 하고 섬유질이 많은 채소와 적당한 단백질을 섭취하도록 구성해주면 더욱 좋습니다.

간혹 간식을 전혀 먹지 않는데도 비만인 아이들이 있는데 공통적으로 밥을 너무 많이 먹는 경향이 있습니다. 탄수화물에 의존성이 생기면 나중에 식습관을 교정하기가 매우 어려워집니다. 반드시 골고루 먹는 습관을 들여야 합니다.

또한 음식을 먹다가 배가 부르다고 느끼면 남기도록 해야 합니다. 남김없이 다 먹는 것이 음식물 쓰레기를 줄이는 좋은 방법이지만 그런 습관은 오히려 비만을 유발할 수 있습니다. 처음부터 적당량을 덜어서 먹도록 유도하는 것이 좋습니다. 한의원에서 실제 비만 아동을 관리할 때는 식판을 사용하라고 권유하는데, 비만이 아니더라도 식판을 사용해서 스스로 음식량을 조절하는 습관을 들여야 합니다.

제2원칙 : 간식 조절

아이들은 간식을 자주 먹는 편이지요. 문제는 간식의 종류와 시간입니다. 간식은 될 수 있으면 아침과 점심 사이에 한 번, 점심과 저녁 사이에 한 번씩 일정하게 줘야 합니다. 특히 저녁을 먹고 나서 자기 전까지는 간식을 금해야 하지요. 또한 간식은 될 수 있으면 한 장소에서 먹도록 지도해야 합니다. 돌아다니면서 간식을 먹게 되면 양을 조절하기가 쉽지 않고 움직이면서 또 배가 고파져서 생각보다 많은 양을 먹게 되거든요. 또 과자나 패스트푸드처럼 열량이 높은 간식은 금물입니다. 가능한 한 바나나 같은 과일, 감자나 고구마 등 섬유질이 많은 음식을 조금씩 주는 것이 좋습니다.

제3원칙 : 많이 움직이도록 하자

당연한 이야기지만 비만은 섭취되는 에너지양보다 소모되는 에너지양이 적을 때 생깁니다. 따라서 식습관과 간식을 조절하면서 함께 운동량을 늘려주는 것이 비만관리에서 매우 중요합니다. 아이들의 특성상 끊임없이 움직이고 뛰어놀지만, 비만인 아이들은 그렇지 않은 경우가 많습니다. 따라서 규칙적으로 운동을 시켜주거나 심부름을 자주 시키는 방법을 통해 많이 움직이도록 유도하세요.

🌿 아이의 비만은 결국 부모 책임이다

아이에게 포상으로 음식을 제시하는 경우가 많습니다. 특히 사탕이나 과자처럼 열량이 높은 음식이나 치킨, 피자 등이 단골 메뉴지요. 그러나 이런 습관은 바람직하지 않습니다. 포상은 음식 이외의 것으로 하십시오.

살이 잘 찌는 음식과 그렇지 않은 음식, 몸에 좋은 음식 등을 인터넷이나 기타 자료에서 찾아 아이와 함께 공부하고 식단을 짜는 것도 좋습니다. 단지 아이에게 먹지 말라고 하는 것보다는 왜 먹지 말아야 하는지를 알려주는 것이지요. 스스로 몸에 좋은 음식을 찾아 적당량을 먹도록 하는 훈련을 시켜주면 나중에 어른이 되어서도 도움이 됩니다.

간식은 되도록 한 자리에서 먹도록 하는 것처럼 식사도 그렇게 해야 합니다. 특히 TV나 책, 컴퓨터 등을 보면서 음식을 먹게 하는 습관은 매우 위험합니다. 식사를 할 때는 식탁이나 상에서 오로지 먹는 것에만 집중하도록 해야 배부름을 느낄 수 있고 식사량을 조절할 수 있습니다.

무엇보다 아이의 비만을 관리하기 위해서는 부모가 함께 비만관리를 해야 합니다. 엄마는 옆에서 피자를 먹으면서 아이에게만 고구마를 먹일 수는 없으니까요. 아빠는 TV 보면서 밥을 먹는데 아이만 식탁에서 TV를 못 보게 할 수는 없지요. 특히 혼자 밥을 먹게 되면 비만 뿐 아니라 정서적으로도 좋지 않습니다. 식사는 항상 부모와 함께 온 가족이 즐거운 마음으로 해야 한다는 것을 깨닫도록 해야 합니다.

아이들 스스로 먹을 것에 대한 조절을 하기란 쉽지 않습니다. 왜 그래야 하는지에 대해서 충분히 가르쳐주고 공감한 뒤에 부모와 함께 즐거운 마음으로 비만을 관리하도록 지도해야 합니다.

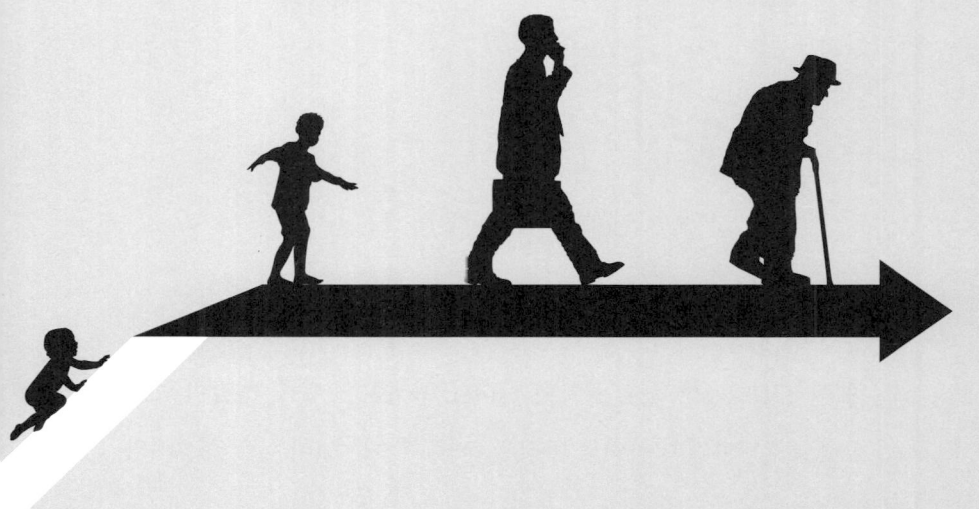

최근 우리나라 사람들은 키가 커야만 한다는 강박관념에 사로잡혀 있습니다. 심지어 TV의 예능프로그램에서도 키가 작은 출연자는 놀림감이 되거나 무시당하는 캐릭터가 되곤 하지요. 사회생활을 할 때도 키가 작으면 왠지 위축되는 분위기지요. 그러다보니 부모들은 아이의 키를 더 키우기 위해 참 많은 노력을 합니다. 이 장에서는 성장에 대한 바른 관점을 제시하고 어떻게 성장을 이끌어줘야 하는지 살펴보겠습니다.

🍃 성장은 네 마디를 거친다

아이는 매일 일정한 비율로 자라날까요? 아이가 자라는 데도 특정한 시기가 있다는 것을 알아야 합니다. 아이는 출생 후 성장이 마무리될 때까지 4개의 마디를 가지고 자랍니다. 두 번의 급진 성장기와

두 번의 완만 성장기를 거치는 것이지요.

1차 급진 성장기

보통 출생 후 만 4세까지가 1차 급진 성장기에 해당됩니다. 이 시기의 아이들은 매일 자고 일어나면 키가 자라 있다는 표현이 맞을 정도로 쑥쑥 자랍니다. 평균적으로 남자 아이의 경우 50cm 키에 3.4kg으로 태어났고 별다른 이상없이 자랐다면 만 4세에는 101.7cm에 16.5kg이 됩니다. 키는 두 배, 체중은 거의 5배 늘어나는 것이지요. 여자 아이의 경우도 거의 비슷합니다. 1차 급진 성장기에는 일 년에 거의 10cm 이상 자랍니다.

1차 완만 성장기

출생 후 만 4세가 지나면 서서히 일 년에 자라는 키(연간 성장률)가 줄어들게 됩니다. 평균적인 남자 아이는 만 5세에 6.3cm, 만 6세에는 5.8cm, 만 7세에는 5.4cm를 자라는 식으로 연간 성장률이 줄어듭니다. 이런 감소 추세는 2차 급진 성장기가 시작되기 전까지 지속되지요. 키의 성장이 줄어드는 대신 아이는 면역이나 소화기, 자연 치유력 등을 튼튼하게 하는 쪽으로 에너지를 더 많이 씁니다. 이러한 1차 완만 성장기는 2차 성징이 나타나기 시작하는 연령 전까지 지속됩니다.

2차 급진 성장기

1차 완만 성장기가 끝나고 2차 급진 성장기에 접어들면 남자 아이들은 보통 연간 7cm 이상, 여자 아이들은 연간 6cm 이상 자라게 됩니다. 보통 남자 아이들은 변성기가 시작되는 만 11~12세를 전후해서, 여자 아이들은 가슴에 멍울이 생기기 시작하는 만 9~10세를 전후해서 2차 급진 성장기가 시작되고 보통 2~3년간 지속됩니다. 이 시기에는 각종 영양소가 많이 필요해서 대부분 식욕이 증가하는데, 체중이 급격히 증가하지 않도록 신경 써야 합니다.

2차 완만 성장기

2차 급진 성장기가 마무리되는 시점을 지나면 성장의 마지막 단계인 2차 완만 성장기가 시작됩니다. 여자 아이들은 초경을 시작하고 나서 2차 완만 성장기가 시작되고 남자 아이들은 음모와 겨드랑이에 액모가 모두 생기고 나서 2차 완만 성장기가 시작되지요. 이 시기에 키는 전년도에 자란 키의 절반정도씩 자라게 됩니다. 예를 들어 초경 전 1년에 7cm를 자란 여자 아이는 초경 후 1년에 약 4cm, 그 다음 1년에는 약 2cm, 그 다음 1년에는 약 1cm 내외를 자라고 나서 성장이 마무리됩니다. 이 시기를 지나면 이제 어린이에서 성인으로 완전히 몸의 상태가 바뀌게 됩니다.

위와 같이 아이는 네 번의 마디를 가지고 성인으로 자랍니다. 따라서 완만 성장기에 있는 아이가 성장이 더디다고 부모가 걱정할 필요는 없습니다. 아이가 현재 어떤 성장기에 있는가를 잘 살펴서 그에 맞는 생활습관과 운동을 유지해주면 됩니다. 다만 어떤 시기이든 연간 성장률이 4cm 이하라면 적절한 검사와 조치를 취해야 합니다.

🌿 앞으로 얼마나 더 클까?

많은 부모들이 아이의 키가 얼마만큼 자랄지 궁금해 하지요. 이걸 예측해보는 방법에는 몇 가지가 있습니다. 그러나 이런 방법들이 모두 100% 정확하게 맞힐 수는 없습니다. 키는 유전적인 요소가 50% 내외로 작용하고 나머지는 후천적인 노력에 의해 좌우되기 때문이지요.

아이의 예상 성장치를 알아보는 방법은 다음과 같은 것들이 있습니다.

1) 부모의 키로 알아보기

남자 아이 : (엄마 키 + 아빠 키+10)÷2
여자 아이 : (엄마 키 + 아빠 키-10)÷2

가령 엄마가 160cm이고 아빠가 175cm라면 남자 아이는 172.5cm,

여자 아이는 162.5cm가 예상치가 됩니다. 다만 이 방법에서는 앞의 100cm를 제외한 수치의 10% 정도 오차가 있습니다. 즉 남자 아이는 7cm 정도, 여자 아이는 6cm 정도의 오차가 있어서 후천적 노력에 따라서 그만큼 더 자랄 수도, 덜 자랄 수도 있습니다.

2) 표준 성장 발육 도표로 알아보기

현재 아이의 키와 월령에 해당하는 수치를 찾습니다. 예를 들어 만 5세의 남자 아이가 현재 112cm라면 이 아이는 75%에 해당하는 발육 정도를 가지고 있는 것이지요. 별다른 일이 없이 이 발육 정도를 유지하면 성인이 되었을 때 75%에 해당되는 177cm가 될 것이라고 예상할 수 있습니다. 다만 이 방법은 아이의 성장 특성, 즉 일찍 크고 덜 자라는 것이나 덜 자라다가 2차 급진 성장기에 쑥 자라는 등의 특성은 반영하지 못합니다.

3) 성장판 검사로 알아보기

가정에서는 할 수 없고 방사선 장비가 있는 소아과에 의뢰해야 합니다. 보통 발뒤꿈치의 뼈와 손목, 손바닥의 뼈를 기준으로 예상 키를 산출합니다. 위의 두 방법에 비해서 비교적 정확하지만 역시 향후 변수를 감안하지 않은 방법이므로 오차는 있습니다. 또한 만 8세 이전의 아이는 아직 골화가 덜 진행되었기 때문에 이 방법을 적용하더라도 결과에 오차가 많이 생깁니다.

🌿 성장판 검사는 언제 하면 좋을까?

아이의 성장이 걱정되어 한의원에 오는 부모들이 항상 하는 질문이 있습니다. 바로 '성장판 검사는 안 하나요?'입니다. 사실 성장판 검사는 참고사항에 불과한 것입니다. 특히 만 8세 이하의 나이에서는 성장판 검사의 의미가 거의 없습니다.

뼈는 연골 형태에서 점차 단단한 뼈로 변화합니다. 단단한 뼈가 생기는 지점을 골화점이라고 하는데, 이 골화점에서부터 시작해서 점차 단단하게 변하지요. 거의 모든 뼈는 이 골화점이 뼈의 중간과 양 끝에 있습니다. 즉 중간의 골화점에서 시작된 단단한 뼈와, 양 끝에서 시작된 단단한 뼈 중간의 연골부분을 성장판이라고 부르는 것이지요. 성장판 검사를 하는 이유는 이 성장판의 두께가 얼마나 남았는지 보기 위해서입니다. 성장이 거의 끝날 시점에는 성장판의 중간이 서로 붙어서 뼈로 바뀌게 되고 결국 모두 뼈로 변하면 성장이 마무리되는 것이지요.

성장판은 특성상 중력을 많이 받는 부분부터 닫히기 시작합니다. 즉 발뒤꿈치, 발목, 무릎, 고관절의 순서로 진행하는데, 손목과 손가락까지 닫힌 이후에 골반의 성장판이 닫히게 됩니다. 그런데 만 8세 이전의 아이들은 발뒤꿈치에서 이제 막 성장판이 생기고 있는 시점이라 사진을 찍어보면 조그맣게 뼈로 바뀌는 부분이 있을까 말까 하는 정도지요. 따라서 키를 예측하는 데 필요한 골밀도 등을 측정할 수 없습니다. 뼈가 있어야 골밀도를 측정하니까요. 그래서 어린 아이에게 성장판 검사를 하는 것은 의미가 없다고 하는 것입니다.

그럼 언제 성장판 검사가 필요할까요? 여자 아이의 경우 만 10세 이후, 남자 아이의 경우는 만 13세 정도에 한번 찍어볼 필요는 있습니다. 그 이전의 나이에는 거의 100% 성장판이 열려 있으니까요.

성장판 검사보다 더 중요한 자료는 바로 정기적으로 키와 체중을 기록해 놓은 것입니다. 가능하다면 3개월에 한 번씩 키와 체중을 기록해두는 습관을 가지도록 하십시오. 이 자료를 토대로 아이의 성장 경향을 알 수 있으며 과연 성장 클리닉이 필요한 아이인지도 파악할 수 있습니다. 키를 잴 때 가능하면 자동측정기는 사용하지 말고 수동으로 재는 신장계를 사용하세요. 가정에서 한다면 삼각자를 이용해서 벽면과 직각으로 측정하면 정확하게 잴 수 있습니다. 바닥부터의 높이는 재지 않아도 됩니다. 3개월 간격으로 몇 cm씩 자라고 있는지만 측정하면 됩니다.

🌿 성조숙증은 질병을 초래할 수도 있다

최근 들어 많은 관심과 문제로 떠오르고 있는 것이 바로 성조숙증입니다. 원인은 아직 정확하게 밝혀져 있지 않지만 평균보다 어린 나이에 2차 성징이 나타나고 성장 속도가 빨라지는 것을 성조숙증이라고 하지요. 성장이 또래의 다른 친구들보다 빨라서 그 시기에는 더 크고 튼튼해 보이지만 일찍 성장이 멈추게 되므로 결국 성인이 되면 키는 상대적으로 작아질 우려가 있습니다. 또 성조숙증은 키가 덜 자랄 수 있다는 것 이외에도 성인이 되어서 여러 가지 질환, 즉 여자 아이의 경우는 난소나 대뇌에 종양이 생길 확률이 높아지고 남자 아이의 경우는 대뇌의 종양이나 고환암 등이 생길 확률이 높아지는 위험성이 있습니다.

이런 성조숙증은 크게 진성 성조숙증과 가성 성조숙증으로 구분하는데, 진성 성조숙증은 뇌하수체라는 곳에서 분비되는 성선자극호르몬이 증가하는 경우를 말합니다. 가성 성조숙증은 특별한 원인 없이 나타나는 것을 말하지요. 따라서 진성 성조숙증의 경우는 성선자극호르몬에 길항하는 약물로 억제가 가능합니다. 다만 약물치료를 하면 성장 속도가 다시 감소하기 때문에 항상 성장 속도를 주시하면서 치료를 진행해야 합니다. 아직까지 이런 약물치료가 향후 어떤 부작용을 가져오는지에 대해서는 충분히 연구되어 있지 않지만, 현대의학에서는 방치했을 때의 작은 키와 정서적 문제, 그리고 종양의 가능성이 높아지는 것보다는 약물 치료를 했을 때의 효과가 더 크다고 판단합니다.

그러나 가성 성조숙증의 경우는 이야기가 좀 달라지지요. 원인을 정확하게 모르기 때문에 대처도 쉽지 않습니다. 임상에서 살펴보면 가성 성조숙증의 원인으로 의심되는 요인이 몇 가지 있는데, 가장 흔한 것이 비만입니다. 따라서 성조숙증이 의심되는 경우에는 가장 중요한 것이 체중 관리입니다. 통계적으로도 비만인 아이에게서 성조숙증이 더 많이 나타나고 있으니까요.

그 다음으로는 내분비계 교란물질(환경호르몬이라고도 하는데 적절하지 않은 표현이지요)이라는 것이 있습니다. 인스턴트 식품이나 플라스틱 제품들 등에서 많이 검출되는 내분비계 교란물질을 섭취하지 않도록 해야 합니다. 물론 비만의 원인에도 이런 내분비계 교란물질들은 중요한 역할을 하고 있지요. 이렇게 일상생활 관리를 하면서 신체적으로 항진된 기능들을 안정시키는 치료가 필요합니다.

한의학에서는 남자는 8의 배수, 여자는 7의 배수로 자란다고 합니다. 무슨 뜻인지 어렵지만 풀어보면 간단합니다. 일반적으로 남자는 8세가 되면 신장의 기운이 차오르기 시작하고 16세가 되면 생식능력이 생기는 식으로 자라다가 64세가 되면 치아와 머리카락이 빠지고 생식능력도 거의 사라진다고 합니다.

여자는 7세에 신장의 기운이 차오르기 시작하고 14세가 되면 생리가 시작되어 임신이 가능해지고 49세가 되면 생리가 멈춘다는 것이지요. 결국 남자는 8의 배수, 여자는 7의 배수의 주기로 신체적인 큰 변화가 생긴다는 이론입니다.

한의학에서는 바로 이런 변화의 근본이 신장의 기운에 있다고 봅니다. 앞서 설명했듯이 한의학에서 신장의 기운이란 우리 몸의 생명력과 같은 것인데, 성조숙증이 나타나는 경우는 이 신장의 기운이 항진된 것이라고 진단할 수 있으며 따라서 신장의 기운을 안정시키는 치료가 필요합니다.

성조숙증을 예방하기 위한 가장 좋은 방법은 우선 적절한 체중을 유지하고 인스턴트 식품을 섭취하지 않는 것이며 항진된 신장의 기운이 잘 조절될 수 있도록 규칙적인 운동을 하는 것입니다. 그러나 만약 아이에게서 성조숙증이 의심된다면 지체하지 말고 한의원이나 소아과에서 정확하게 진단을 받는 것이 좋습니다.

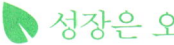 ## 성장은 오케스트라와 같다

아이의 몸과 정신이 자란다는 것은 마치 오케스트라의 연주와도 같습니다. 훌륭한 오케스트라가 되려면 각자 맡은 파트의 악기를 잘 연주하면서도 다른 연주자들과의 조화가 필요하지요. 마찬가지로 아이가 훌륭하게 성장하려면 오장육부의 기능은 물론 외부 환경과의 조화가 필요합니다. 어느 한 연주자가 잘한다고 해서 훌륭한 오케스트라가 되는 것은 아니듯이 아이도 어느 한 장부의 기능만 좋다고 해서 훌륭하게 성장하는 것은 아닙니다. 이런 이유로 성장을 위해서는 좋은 열 가지보다 나쁜 한 가지를 없애는 것이 더 중요합니다.

잘 조화된 오케스트라라면 한 연주자의 조그만 실수는 서로 협조하면서 덮어주고 부족한 부분을 채워 결국 훌륭한 하모니를 만들 어낼 수 있습니다. 우리 몸도 이와 같아서 어느 한 기능이 약간 부족 하더라도 다른 기능들이 그것을 돕고 채워서 훌륭하게 성장할 수 있 습니다. 그러기 위해서는 각각의 기능들이 튼튼하고 건강해야겠지 요. 그리고 성장을 방해하는 유해한 요소는 지체하지 말고 없애야 합니다.

그럼 성장을 방해하는 질병에는 어떤 것들이 있을까요? 성장을 방해하는 대표적인 질환에는 비위의 기능과 관련된 것, 잦은 감기, 비염, 아토피성 피부염, 비만 등이 있습니다.

가장 중요하게 작용하는 것은 바로 비위의 기능입니다. 한의학적 으로 표현하면 성장은 신장의 기운이 주관하지만 그 신장의 기운이 라는 것도 결국 비위의 기능이 충실해야 제대로 발휘되기 때문이지 요. 잦은 복통이나 식체, 소화불량, 식욕저하 같은 비위 기능의 저하 는 충분한 에너지를 섭취하지 못하도록 만들어 결국 성장을 방해합 니다.

잦은 감기도 성장을 방해합니다. 아이는 앓게 되면 일단 병을 이 기기 위해서 모든 에너지를 쏟아 붓습니다. 성장에 필요한 에너지도 이때 소모됩니다. 아이들이 아픈 동안에는 크지 않습니다. 회복된 뒤에 아파서 크지 못한 것만큼 클 수는 있지요. 그래서 앓고 난 아이 는 얼마 후에 부쩍 자란 것처럼 보이기도 합니다. 그러나 감기나 잔 병치레가 회복할 시간적 여유 없이 찾아오면 문제가 됩니다. 회복 후에 성장해야 하는데 성장하기 전에 다시 아픈 것이니까요. 따라서 감기가 잦은 아이는 우선 면역과 자연치유력을 강화해서 감기에 자주 걸리지 않게 해야 합니다.

비염도 성장을 방해하는 중요한 질환입니다. 우선 원활한 호흡이 어려워서 우리 몸에 필요한 산소를 충분히 공급받기 어렵다는 문제도 있고 무엇보다 수면을 방해한다는 것이지요. 우리 몸은 잠을 자면서 피로가 회복되고, 특히 아이들은 수면 중에 성장호르몬이 가장 많이 나옵니다. 그러나 숙면을 하지 못하면 이 호르몬의 분비가 원활하지 않고 성장에 지장이 생깁니다. 성장을 위해서라도 비염이 있다면 반드시 치료해야 합니다.

아토피성 피부염이나 습진 등의 피부질환도 성장을 방해하지요. 피부질환은 대부분 밤에 증상이 심해지기 때문에 비염과 마찬가지로 수면의 질을 떨어뜨립니다. 또한 대부분의 피부질환은 피부에 열을 동반하는데, 에너지를 지속적으로 쓰고 있다는 것을 의미합니다. 성장에 써야 할 에너지도 부족한데 피부에서 에너지가 소모되고 있다면 결국 성장은 원활하게 이루어지기 어렵습니다.

마지막으로 그냥 지나치기 쉬운 문제가 비만입니다. 비만은 에너지의 섭취가 과다해서 일어나지만, 한편 에너지 대사가 저하되어도 나타날 수 있습니다. 우리 몸의 에너지 대사가 원활하지 못하면 성장도 지장을 받게 됩니다. 게다가 뼈가 길이로 자라려는 힘보다 체중으로 누르는 힘이 강하면 뼈는 길이생장을 하지 못하고 두꺼워집니다. 결국 키가 자라지 않게 되는 것이지요. 성장클리닉에서 비만 관리가 중요한 이유입니다.

🌿 키 크는 데 방해되는 나쁜 습관들

첫째, 식습관이 중요합니다. 편식이나 골고루 먹지 않는 습관은 물론이고 식사 시간이 불규칙하거나 식사량이 일정하지 않은 것 모두 해당됩니다. 비위의 기능이 성장에 매우 중요한데, 이런 습관들은 비위의 기능을 약화시켜 성장을 방해합니다.

둘째, 늦게 자는 습관이 있는 아이들도 성장에 방해를 받기 쉽습니다. 성장호르몬은 밤 11~2시 사이에 가장 많이 분비된다고 합니다. 또 한의학적으로도 그 시간이 음(陰)의 기운이 가장 왕성한 시간이라서 그 때 잠을 자야 몸이 최대한 회복될 수 있습니다. 늦게까지 놀거나 TV 등을 보면서 잠을 늦게 잔다면 반드시 습관을 고쳐야 합니다. 학생이라서 공부할 것이 많다 하더라도 가능한 한 잠은 11시 전에 자고 대신 아침에 일찍 일어나서 부족한 학습량을 채우는 것이 좋습니다.

셋째, 활동량이 부족하면 성장이 더뎌질 수 있습니다. 움직임이 적은 아이들이나 비만인 경우에는 특히 더 그렇습니다. 아시다시피 뼈는 위아래로 자극을 받아야 그에 반발해서 길이로 자랍니다. 그런데 움직임이 적으면 뼈에 자극이 가해지지 않기 때문에 성장 속도가 둔화되기 쉽습니다. 최근에는 아파트 저층에 살면서도 엘리베이터를 이용하는 경향이 있는데 될 수 있으면 계단을 이용하는 것이 좋습니다. 학습량이 많아지면서 의자에 앉아 있는 시간이 길어지는데, 학교를 걸어서 통학하거나 쉬는 시간에 복도를 왕복하는 등 뼈에 자극을 주는 노력을 꾸준히 해야 합니다.

넷째, 한쪽으로 치우치는 나쁜 자세도 성장을 방해합니다. 다리를 꼬고 앉는 습관이 있는 경우나 가방을 한쪽으로만 메는 습관은 좋지 않습니다. 이런 습관들은 골반과 허리의 변형을 초래하고 심하면 척추측만증 등의 질환을 유발합니다. 이렇게 골반과 허리가 변형되면 체중이 한쪽으로 실리게 되고 결국 양쪽 다리의 길이가 달라질 수 있지요. 체중이 고르게 실리지 않기 때문에 성장 속도도 더뎌집니다.

또한 TV나 컴퓨터 등을 볼 때 턱을 앞으로 내밀고 고개를 뒤로 젖히는 자세도 바람직하지 않습니다. 흔히 '거북 목'이라고 하는데 등이 휘고 어깨가 위로 올라오게 되어 체형도 변형될뿐더러 성장에도 좋지 않은 영향을 미칩니다.

🍃 키를 키워주는 좋은 습관들

이제부터는 잘 자라려면 어떤 습관을 가져야 하는지 알아보겠습니다. 물론 위에 설명한 질환들이나 습관을 반드시 치료 또는 교정한다는 것을 전제로 합니다. 방해하는 요소들이 있으면 아무리 좋은 성장법이 있다 해도 소용이 없으니까요.

걷기, 줄넘기, 자전거 타기가 좋다

성장기 아이들에게 좋은 운동은 우선 과격하지 않아야 합니다. 운동이 과격해서 뼈에 충격이 심하게 전해지면 좋지 않습니다. 또한 뼈나 관절에 가로 방향으로 힘을 가하는 운동은 성장에 도움이 되지 않습니다. 가령 인라인 스케이트나 힙합 댄스처럼 운동할 때 힘을 주는 방향이 관절의 가로 방향인 경우는 뼈에 적당한 자극이 가해지기 어렵기 때문이지요. 성장에 도움이 되는 운동은 관절 방향에 세로로 힘이 가해지는 운동인데 예를 들면 걷기나 줄넘기, 자전거타기 등입니다.

한편, 성장은 뼈만 자란다고 해서 충분한 것이 아닙니다. 주위의 인대와 근육도 함께 자라야 원활하게 성장할 수 있습니다. 뼈가 자라는 속도가 주위의 인대와 근육보다 빠르면 성장통이 심하게 나타나게 됩니다. 따라서 관절과 근육, 인대를 부드럽게 만들어줘야 하는데, 이런 운동으로는 기지개 같은 스트레칭과 요가, 수영 등이 있지요. 자고 일어나서 습관적으로 기지개를 최대한 켜주는 것도 좋으며, 수시로 스트레칭을 하는 습관을 들이면 좋습니다.

연구에 의하면 운동을 적당하게 한 날은 그렇지 않은 날에 비하여 수면 중 성장호르몬의 분비량이 3배까지 늘어난다고 합니다. 최소한 일주일에 3~4회 이상 운동하는 습관을 들이고 스트레칭을 생활화해야 합니다.

8살 이전에는 식물성 단백질 위주로 먹여라

영양소를 골고루 섭취하는 것은 매우 중요하지만 생각처럼 쉽지만은 않지요. 성장기의 어린이에게는 뼈가 자라는 데 필요한 칼슘이나 인뿐만 아니라 철분도 매우 중요합니다. 또한 근육과 인대의 재료가되는 단백질의 섭취도 충분해야 하지요. 그러나 만 8살 이전에는 소화기의 단백질 소화능력이 어른에 비해 부족하기 때문에 동물성 단백질보다는 식물성 단백질의 섭취가 더 좋습니다. 물론 동물성 단백질을 먹었을 때 별다른 이상반응을 보이지 않는다면 충분히 먹이면 됩니다.

그냥 지나치기 쉬운 것 중 하나가 비타민 D입니다. 보통 칼슘을 충분히 먹으면 된다고 생각하지만 비타민 D가 없으면 칼슘은 뼈로 가지 않거든요. 비타민 D는 햇빛을 보면 우리 피부에서 스스로 합성되는데, 야외활동을 거의 하지 않는다면 비타민 D가 결핍될 수 있습니다. 하루 2시간 이상 햇빛을 충분히 받거나 비타민 D 보충용

제품을 먹는 것도 좋은 방법입니다.

철분은 채소의 도움이 있어야 얻을 수 있는 영양소입니다. 고기는 잘 먹는데 야채를 먹지 않는 아이들은 철분을 몸에 잘 흡수하지 못합니다. 철분은 엽산과 함께 몸에 들어가야 내인자(Intrinsic Factor)라는 것과 결합하여 소장에 저장되었다가 필요할 때 쓰이거든요. 따라서 엽산이 많이 들어 있는 채소를 함께 먹지 않으면 철분은 그냥 배설됩니다.

우유를 많이 먹으면 키가 큰다고 하는 것은 우유에 들어 있는 칼슘 때문입니다. 그런데 우유를 너무 많이 먹으면 오히려 칼슘이 과잉되고 유지방 때문에 비만이 되기 쉽습니다. 따라서 우유는 하루 400~500ml 이내로 마시는 것이 바람직합니다. 식후보다는 식간에 간식 삼아 마시면 비만도 예방하고 우유의 흡수율도 높일 수 있습니다.

바른 자세를 반드시 몸에 익혀야 한다

다리를 꼬고 앉거나 가방을 한쪽으로만 메거나 턱을 내밀고 TV를 보거나 하는 자세들은 모두 좋지 않습니다. 앉을 때는 바닥보다는 의자에 허리를 붙이고 앉도록 하고, 가방은 양쪽으로 번갈아 메거나 어깨띠가 2개인 가방을 메는 것이 좋습니다. TV나 컴퓨터를 볼 때는 턱을 당기고 등을 편 자세를 유지해야 합니다.

신발은 가능하면 작거나 크지 않게 딱 맞는 것을 신어야 합니다.

하루가 다르게 쑥쑥 자라는 아이의 발 때문에 보통은 조금 큰 것으로 신기는 경향이 있는데, 신발을 발의 크기에 맞게 신게 하는 것이 훨씬 더 성장에 좋습니다. 신발이 실제 발의 크기보다 크면 걸을 때 신발 안에서 발이 놀게 되고 발목의 안정성을 저해할 수 있습니다. 결국 걷는 자세에 변형이 올 수 있고 성장에 좋지 않은 영향을 미치기 때문입니다. 특히 슬리퍼처럼 발목을 고정하지 못하는 신발은 어린이에게는 좋지 않습니다. 더울 때는 발목을 고정할 수 있는 샌들을 신게 하는 것이 좋습니다.

걷는 자세도 유심히 살펴봐야 합니다. 특히 신발을 끌듯이 걷는 자세는 매우 좋지 않습니다. 발이 완전히 땅에서 떨어진 뒤에 뒤꿈치부터 닿도록 해야 합니다. 다리 모양이 좀 이상하다고 느껴지는 아이라면 전문가에게 의뢰해서 진단을 받아야 합니다. 신발의 한쪽만 유달리 심하게 닳는다면 보행 자세의 문제가 있다는 것이지요. 보행자세의 불균형으로 인해 체중이 불균형하게 발에 실리게 되어 성장에 악영향을 미치고 성인이 되어서 관절에 문제를 일으킬 수도 있습니다.

🌿 3개월 단위로 키를 재서 기록하라

아이의 성장 과정에 대해서 가장 잘 알고 있는 사람은 바로 엄마 아빠겠지요. 그렇지만 한의원에서 임상을 하다 보면 의외로 부모들이 무관심한 경우가 많습니다. '작년 요맘때 키가 얼마였지요?'라고 물으면 잘 모르거나 얼버무리는 경우가 대부분입니다. 성장클리닉을 진행할 때 가장 중요한 점은 과거에 이 아이가 어떻게 자라왔는지 아는 것입니다. 단지 지금 키가 또래에 비해서 작다는 것만으로 성장클리닉을 진행하기는 어렵습니다.

가정에서 아이의 키에 관심이 있다면 아이의 성장 과정을 기록해두는 것이 중요합니다. 일정한 간격으로 날짜를 정해서 기록하십시오. 보통은 최근 몇 년 동안의 3개월 단위의 기록이 있으면 좋습니다. 키와 체중을 기록하고 가능하면 가슴둘레도 측정해두면 좋습니다. 키는 바닥으로부터의 값보다는 3개월 동안 얼마를 자랐는지가 더 중요합니다. 따라서 정확하게 바닥으로부터 잴 필요는 없고 3개월 전보다 얼마나 자랐는지 측정하면 됩니다. 수동 신장계를 가지고 있는 가정은 거의 없으니 벽면 하나를 정해서 항상 같은 자리에서 측정하면 됩니다. 삼각자를 벽면에 대고 수직으로 내리면 오차 없이 잘 측정할 수 있습니다.

이렇게 측정한 값들을 비교해서 연간 성장률이 4cm 이하인 경우에는 반드시 한의원이나 소아과 상담을 받아야 합니다. 4cm 이하는 아니지만 또래들의 연간 성장률보다 낮게 측정되는 경우는 성장에 도움이 될 수 있는 노력들을 더 해야 합니다. 그런 노력을 통해서 다시 성장률이 증가하는 경우도 많지요.

🍃 키만 키우는 한약은 없다!

키를 키우는 목적으로 처방된 전통적인 한약 처방은 없습니다. 최근 들어 임상에서 진료하는 한의사들이 성장학회도 만들고 열심히 연구를 진행하면서 시도하는 처방들은 많이 있습니다. 그 중에는 임상적이나 통계적으로 유의미하게 성장에 도움이 되는 처방들도 나와 있지요.

하지만 그런 처방들도 살펴보면 역시 '키 크게 하는 목적'만을 가지고 만들어진 처방이라고는 할 수 없습니다. 왜일까요? 한의학에서는 키가 자란다는 것이 우리 몸의 전체적인 상태와 밀접한 관련이 있다고 보기 때문이지요. 성장이 부진한 경우에는 그럴만한 이유가 몸 안에 있으며, 그 이유를 찾아서 보완하고 교정하면 성장은 다시 정상적으로 이루어진다는 것이 한의학의 관점입니다. 따라서 '키 키우는 한약'은 한 가지 처방이 아니라 사람에 따라 각각 적절한 처방이 따로 있을 뿐입니다.

아이의 성장과 관련된 진료에서 가장 중요한 것은 '무엇이 이 아이의 성장을 방해하는 요소인가?'입니다. 성장에 도움이 되는 10가지 방법보다 방해하는 요소 한 가지를 제거하는 것이 중요하니까요. 그런 방해 요소를 잘 진단하고 적절히 관리하면 아이는 잘 자랄 수 있습니다.

다만, 현재 잘 자라고 있는 아이를 더 크게 해달라는 요구는 바람직하지 않습니다. 이런 경우에는 아무리 좋은 보약을 쓴다고 해도 그 효과가 크지 않습니다. 그것은 약이나 치료로 되는 것이 아니라 일상에서의 노력으로 기대해볼 수 있는 일입니다.

몸이 사는 방식을 알면
자연치유력이 보인다

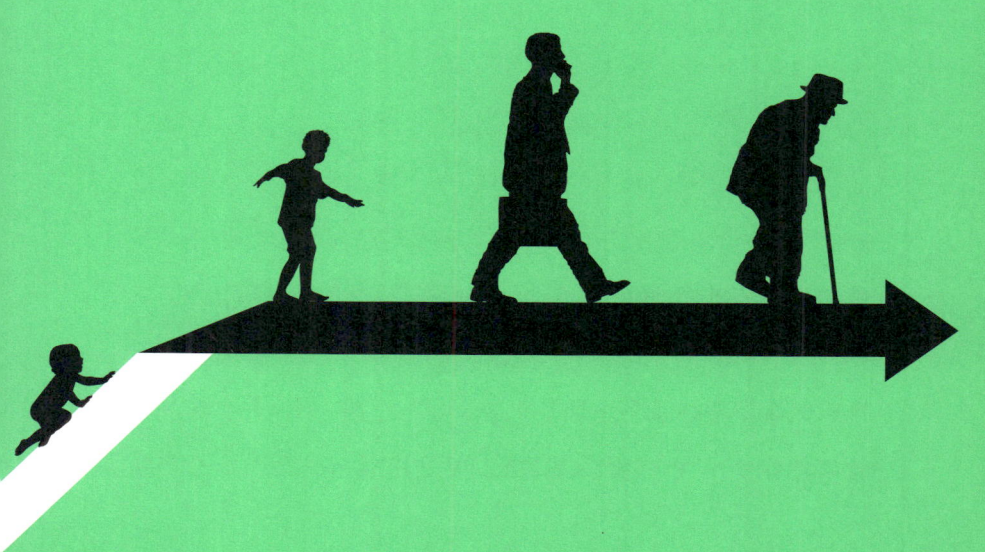

이번 장에서는 우리 주위를 둘러싼 환경과 우리 몸이 주고받는 영향에 대해서 알아보겠습니다. 그리고 그 영향을 해석해서 자연적인 치료를 가능하게 하는 한의학의 기본적인 원리를 간단히 설명합니다. 마지막으로는 공격적인 치료와 보존적인 치료의 차이를 비교해서 자연적인 치료의 필요성을 살펴보겠습니다.

🍃 우리 몸에도 기후와 날씨가 있다

어디에서 살거나 상관없이 우리는 기후의 영향을 받습니다. 한여름에 더운 실외에서 에어컨이 잘 나오는 실내로 들어오면 급격한 온도 변화의 영향을 받기도 하지요. 게다가 우리나라는 4계절이 있어서 기후가 계속 변화한다는 특징이 있습니다. 봄과 여름, 가을과 겨울의 온도와 습도, 바람 등의 변화로 인한 영향을 끊임없이 받습니다.

그렇다면 우리가 받는 기후의 영향을 잘 알게 되면 건강을 유지하는 데 보다 도움이 되지 않을까요?

자세히 살펴보면 이런 기후를 단순화할 수 있는 요소를 발견할 수 있습니다. 기후는 네 가지로 구분됩니다.

- 덥다
- 춥다
- 건조하다
- 습하다

이것보다 더 단순화하기는 어렵습니다. 덥거나 춥다고 느끼는 것은 온도에 따라 달라지고 건조하다거나 습하다는 것은 습도에 의해 달라집니다. 즉 기후는 바로 온도와 습도의 변화로 인하여 일어납니다. 우리 몸은 온도와 습도의 변화에 따라서 피부와 땀샘, 모공 등이 매우 정교하게 반응합니다. 외부 환경의 변화가 우리 몸에 미치는 영향을 조절하기 위해서이지요.

그렇다면 바람은 어떨까요? 바람은 기압차에 의해서 생기고 그 기압차는 온도에 의해서 생깁니다. 그런데 이 바람이 불면 습도는 어떻게 변할까요? 바로 바람은 습도를 조절하는 인자로서 작용합니다. 즉 바람이 있으면 건조하고 바람이 없으면 습하게 되는 것이지요. 또 온도는 열이 조절합니다. 열이 있으면 온도가 높고 열이 없으면 온도가 낮지요. 이렇게 열과 바람에 의해서 온도와 습도가 변화됩니다.

흥미 있는 것이 또 있습니다. 보통 덥고 습한 날씨(장마철), 덥고 건조한 날씨(사막이나 우리나라의 초가을), 춥고 건조한 날씨와 춥고 습한 날씨는 가능하지만 더우면서 추운 날씨나 건조하면서 습한 날씨는 없지요. '덥다'와 '춥다', '건조하다'와 '습하다'는 반대 개념이니까요. 그렇지만 '덥다'와 '춥다'는 '건조하다'와 '습하다'의 각각과 섞일 수 있습니다. 그래서 기후의 다양성이 나타나는 것이지요. 온도와 습도는 두 가지 요인이지만 그로 인해서 나타나는 상태는 네 가지가 됩니다. 그리고 그 네 가지 상태를 결정하는 요인이 바로 열과 바람입니다.

기후의 상태와 그 상태를 결정하는 요인에 대해서 한의학에서는 오래 전에 육기(六氣, 여섯 가지 기운)라고 말했습니다. 이 육기는 풍(風, 바람), 한(寒, 춥다), 서(暑, 덥다), 습(濕, 축축하다), 조(燥, 건조하다), 화(火, 열)의 여섯 가지입니다. 앞서 말씀드린 온도와 습도, 바람과 열이 다 들어 있지요?

한의학은 자연 기후와 인간과의 관계에서 출발한 의학이기 때문에 자연 기후를 관찰하고 고려해야 한다는 인식을 가지고 있습니다. 이 여섯 가지의 기운을 통해서 한의학은 자연을 관찰하고 해석하며 우리 몸 내부의 환경을 미루어 생각했습니다. 그럼으로써 자연에 거스르지 않으면서 우리 몸의 자연치유력을 최대로 발휘시키는 방법을 찾아낸 것이지요. 이 책에서 계속 말씀드렸지만, 한의학에서 진단하는 방법이나 치료하는 방법은 모두 이렇게 자연의 틀을 인간의 틀로 변환시켜 인식하는 것을 기본으로 합니다.

자연의 기후는 우리 몸에도 똑같이 존재합니다. 온도와 습도, 바람과 열이 있다는 것이지요. 우리 몸의 각 부분은 항상 일정한 온도를 유지하려고 노력합니다. 마찬가지로 습도도 일정하게 유지하려고 하지요. 그리고 그것을 가능하게 하는 요인은 바로 바람과 열입니다.

몸은 6가지 기운의 영향을 받는다

질환	증상	원인과 해법
아토피성 피부염	피부가 붉어진다	피에 열이 많은 상태이므로 혈열을 낮춘다
알레르기성 비염	맑은 콧물이 나온다	코 점막과 폐가 추우므로 폐와 코를 따뜻하게 한다

예를 들어 아토피성 피부염을 살펴보겠습니다. 아토피성 피부염의 환부, 즉 증상이 나타나는 곳의 색깔은 어떨까요? 대부분 붉게 변하고 심하면 검붉게 됩니다. 붉게 변한다는 것은 열이 있고 덥기 때문입니다. 열이 있고 더우면 바람이 생기지요. 바람이 불면 건조해집니다. 아토피성 피부염의 환부는 건조하지요.

그럼 그 열은 어디서 생긴 것일까요? 증상에 따라 열의 근원이 다르지만 공통적으로 그 열은 피에 있습니다. 그래서 혈열(血熱), 즉 피에 열이 있어서 생기는 질환이라는 것이 아토피성 피부염에 대한 한의학의 기본적인 입장입니다. 그리고 그 혈열의 원인을 찾아서 조절하는 것이 아토피성 피부염에 대한 치료 방법이지요.

알레르기성 비염은 어떨까요? 알레르기성 비염의 큰 특징은 바로 콧물이 맑다는 것입니다. 맑은 콧물은 더워서 생길까요? 추워서 생깁니다. 더우면 누런 콧물이 나옵니다. 춥다면 어디가 추운 것일까요? 바로 코 점막과 그에 연결된 폐가 추운 겁니다. 그래서 알레르기성 비염을 기본적으로 폐한증(肺寒證, 폐가 차가워 생기는 질환)이라고 합니다. 당연히 치료를 위해서는 폐를 따뜻하게 해주면 됩니다. 그런 이유로 알레르기성 비염에는 생강차나 꿀차 같은 따뜻한 성질의 차가 좋습니다.

이처럼 우리 몸에 나타나는 이상 증상들은 우리 몸의 '기후'가 어지러워졌기 때문에 생깁니다. 우리 몸에서도 자연과 마찬가지로 기후 변화가 나타나는 것이지요. 어지러워진 기후를 조절해서 바로잡는 것이 한의학적 치료의 전부라고 해도 과언이 아닙니다. 또한 평소 건강한 몸 상태는 이런 우리 몸의 기후가 한쪽으로 치우침 없이 조화롭게 유지되는 상태라고 할 수 있습니다.

🌿 자연을 파악하는 이치 : 음양오행

많은 사람들이 한의학에서 이야기하는 기(氣)와 혈(血)이 어쩌니 하는 이야기들을 어려워합니다. 그럴 수밖에요. 사람들이 잘 쓰지 않는 말들이니까요. 지금부터는 이런 어려운 말들과 개념들을 최대한 쉽게 설명해보겠습니다.

음양(陰陽) : 자연계를 구성하는 상대적 성질

우선 주위를 한번 둘러보시지요. 밝은 곳과 어두운 곳, 빛과 그림자가 있습니다. 따스한 곳과 추운 곳도 있습니다. 이렇게 서로 다른 두 가지의 상태를 음양(陰陽)이라고 합니다. 이 음양의 개념은 자연계를 이해하는 가장 기본적인 잣대가 되고 한의학에서 인간을 바라보는 기준이 됩니다. 어떤 대상을 파악할 때 그 대상의 성질을 우선 생각해보는 것이지요.

- 양(陽) : 밝음, 따스함, 빠름, 높음……
- 음(陰) : 어두움, 차가움, 느림, 낮음……

아이들을 한번 살펴보세요. 어떤 아이는 매우 활발하고 활동적인데 어떤 아이는 조용하고 차분한 편입니다. 제각각 모두 성격이 다릅니다. 이렇게 아주 다양한 것들을 크게 두 가지로 구분해서 음과 양으로 나눕니다.

　흥미로운 점은 절대적으로 양과 음의 성질이 어느 한 쪽으로 고정된 대상은 없다는 것입니다. 예를 들어볼까요? 소파에 앉기 전까지 소파는 조금 차가운 상태인 음(陰)이지요. 그런데 앉고 보니 엉덩이와 등에 의해서 소파가 따뜻해지면서 양(陽)으로 변합니다. 물론 신체와 닿지 않은 부분은 여전히 차가운 음의 상태라 할 수 있습니다. 이렇듯 하나의 대상도 상황에 따라서 양이 되거나 음이 되는 것처럼 변합니다. 반대로 여러분의 엉덩이와 등은 소파에 앉는 순간 잠시 차가워졌다가 다시 따뜻해집니다.

　또, 밝은 곳을 양이라고 하지만 그보다 더 밝은 곳에 비하면 음이 되겠지요? 서늘한 곳은 음이지만 추운 곳에 비하면 양입니다. 다시 말해서 어떤 대상은 그와 비교되는 대상이 있을 때 비로소 음과 양이라는 성질을 알 수 있지요. 또 항상 양이거나 음일 수도 없습니다. 이것이 음양의 성질이고 자연계의 성질입니다. 자연계에는 독립적으로 존재하는 것은 없으며 서로 영향을 주고받으면서 존재하지요.

오행(五行) : 만물의 성질을 나타내는 상징

하지만 이 음양(陰陽)의 개념만으로는 자연계나 사람을 파악하고 인식하는 데 한계가 있습니다. 그래서 오행(五行)이라는 개념이 등장했습니다. 사주명리학에서 말하는 것과 똑같다고요? 그것은 같은 개념을 사주명리학에서 차용한 것뿐입니다. 한의학에서는 오행의 개념을 기본으로 하고 오장(五臟), 즉 간, 심장, 비장, 폐, 신장으로 구분합니다. 그리고 생리와 병리의 기본 개념도 오행을 통해 설명합니다.

오행(五行)은 다섯 가지의 성질이 서로 영향을 주고받는다는 개념입니다. 고대 그리스의 4원소설과는 다르지요. 4원소설은 세상의 모든 물질이 물, 공기, 불, 흙이라는 네 가지로 이루어져 있다고 한 것인데, 여기서 원소는 실제 물질을 말합니다. 그러나 오행에서의 다섯 가지, 즉 목(木), 화(火), 토(土), 금(金), 수(水)는 실제 만물의 구성 물질이 아니라 성질을 뜻합니다. 즉 상징이라는 것이지요.

- 목(木) : 생명이 시작되는 성질
- 화(火) : 생명이 꽃피우는 절정의 성질
- 토(土) : 생명이 성장을 멈추고 안정된 성질
- 금(金) : 생명이 결실을 맺고 서서히 마무리를 준비하는 성질
- 수(水) : 생명이 마무리되는 성질(죽음의 성질)

다시 말하면 생명이 시작되어 자라고 안정되며 결실을 맺고 죽어가는 한 과정을 오행으로 상징합니다. 목(木)이 진짜 단단한 나무를 의미하고, 금(金)은 쇳덩어리를 말하는 것이라고 이해하면 안 됩니다. 글자에 얽매이지 말고 그 속뜻을 헤아려야 하지요.

이러한 다섯 가지 성질은 서로 돕는 경우와 서로 반목하는 경우의 관계를 가집니다. 어려운 말로 상생상극(相生相剋)이라고 합니다.

목(木)의 기운은 화(火)의 기운을 돕지만 토(土)의 기운을 어렵게 합니다. 생명이 시작되는 기운은 생명이 자라려는 기운을 도와주지만, 안정되어 움직이지 않으려는 기운은 싫어한다고나 할까요?

이런 식으로 오행은 모두 각각 서로 돕는 기운과 서로 반목하는 기운을 가지고 있습니다. 그래서 자연계의 순환과 움직임이 일어나는 것이지요. 그냥 그런 기운만 존재해서 견제나 격려를 받지 않는다면 세상은 고정불변의 상태가 되겠지요. 우리 몸에도 이런 다섯 가지의 기운을 담당하는 장기가 있어서 서로 돕고 견제하면서 생명을 꾸려나간다고 보는 것이 한의학의 기본적인 개념입니다.

🌿 우리 몸도 하나의 자연계이다

앞에서 살펴본 육기(六氣)와 음양, 오행의 관계를 통해 자연과 우리 몸의 이치를 설명할 수 있습니다. 여기서 우리는 오행 안에도 음양이 있고 육기 안에도 음양이 있다는 점을 알 수 있습니다.

즉 오행 중에서 목(木)과 화(火)는 양(陽)의 성질을 가졌고 금(金)과 수(水)는 음(陰)의 성질을 가진 것이며 토(土)는 음양의 성질을 골고루 가진 개념입니다. 마찬가지로 육기 중에서 더위와 건조함은 양의 개념이고 추위와 습기는 음의 개념입니다. 바람과 열은 양의 개념이겠지요. 이렇게 오행과 육기도 음양을 이용해서 크게 분류해볼 수 있습니다. 그런데 더우면서 습한 기후는 어떻게 설명하면 될까요? 그렇지요. 음과 양이 공존하는 상태입니다.

	오행	육기
음(陰)	금(金), 수(水), 토(土)	춥다, 습하다
양(陽)	목(木), 화(火), 토(土)	덥다, 건조하다, 바람, 열

*토(土)는 음양의 성질을 골고루 가진 개념으로 파악

이렇게 자연계를 인식하는 개념들은 우리 몸을 바라볼 때도 마찬가지로 적용됩니다. 예를 들어 우리가 감기에 걸려서 열이 난다고 합시다. 병의 성질은 열이 나므로 양의 성질인데, 이 병을 일으킨 원인은 추위입니다. 결국 음의 원인이 우리 몸에 들어 왔는데 우리 몸은 이에 대항하기 위해서 열을 낸 것입니다. 따라서 병은 양의 성질을 띠게 됩니다. 음양의 개념으로 감기를 바라보는 아주 기본적인 내용입니다.

여기에 콧물이나 기침 등의 증상들을 포함시키고, 그것들을 다시 오행과 육기의 개념으로 풀어가면 질병의 성질과 그에 따른 증상과 발전될 수 있는 증상들, 그리고 어떤 처치가 가장 적합한지에 대한 원칙을 세울 수 있습니다. 이것이 바로 한의학적인 진단과 치료입니다.

자연계를 바라보고 이해하는 도구인 음양과 오행, 육기를 받아들여서 한의학은 사람의 몸도 마찬가지로 바라보고 이해합니다. 이는 현대의학도 마찬가지입니다. 현대의학은 자연(현대)과학이라고 하는 자연계를 분석하는 도구를 가져다가 사람의 몸을 분석합니다. 단, 자연(현대)과학을 바탕으로 한 현대의학은 대상을 분석하는 과학의 특성을 가지고 있는 반면 자연의 관계를 이해하려는 도구를 사용하는 한의학은 대상의 분석보다는 관계와 조화를 중요하게 생각합니다.

🍃 몸속에 대한 이해 : 오장육부

우리 몸에는 수십조 개의 세포가 있습니다. 이들 세포는 제각각 맡은 기능을 수행하고 있지요. 이들 세포들을 역할에 따라 분류하는 것이 의학적인 연구에 도움이 됩니다. 그래서 현대의학에서는 순환기계, 내분비계, 소화기계, 생식기계 등으로 나누어 연구하고 한의학에서는 오장육부(五臟六腑)로 나누어 생각합니다.

오장(五臟)은 오행(五行)의 개념을 몸에 비추어 생각한 것이고 육부(六腑)는 육기(六氣)의 개념을 몸에 비추어 생각한 것입니다. 자연을 관찰하는 도구를 그대로 가져다가 우리 몸을 보는 것이지요.

오장은 다섯 개의 장기, 즉 간(肝), 심(心), 비(脾), 폐(肺), 신(腎)을 말합니다. 그러나 한의학에서 심(心)이라고 하면 단지 현대의학에서 말하는 심장만 의미하지는 않습니다. 심(心)은 심장의 기능, 즉 혈액을 보내고 받는 기능 이외에도 우리 몸의 중심으로서 하는 일들을 모두 포함합니다. 예를 들면 정신적인 기능도 심(心)의 기능에 포함되고 혈관계통도 모두 심(心)에 포함됩니다. 간(肝)의 경우도 단지 간장(liver)의 기능뿐만 아니라 스트레스에 대항하는 기능 등도 간(肝)에 포함됩니다.

왜냐하면 오행(五行)이 단지 실제 물질을 가리키는 것이 아니라 그 대상의 성질을 상징하기 때문입니다. 그러니까 한의원에서 한의사가 '선생님은 신(腎) 기능이 약하군요'라고 하면 단순히 소변에 관련된 기능이 약하다는 뜻이 아닙니다. 신(腎)은 생식 기능도 포함하고 척추나 뼈의 생리도 포함하며 우리 몸의 수분 대사 전체를 포함하는 개념이거든요.

육부(六腑)는 담(膽, 쓸개), 소장(小腸), 위(胃), 대장(大腸), 방광(膀胱), 삼초(三焦)의 여섯 가지를 말합니다. 이들의 특징은 외부의 물질 또는 내부의 물질들과 직접적으로 접촉하고 있다는 점인데, 담에는 담즙, 위와 소장·대장에는 음식물, 방광에는 소변, 그리고 삼초에는 수액이 접촉합니다.

여기서 알 수 있듯이 육부는 주로 섭취와 소화, 배설의 기능을 담당하고 있지요. 이들은 거의 현대의학에서 말하는 용어와 비슷합니다. 그러나 삼초(三焦)라고 해서 일반인들이 전혀 들어보지 못했을 만한 녀석이 있습니다. 여기에 대해서는 한의사들도 의견이 분분합니다. 저는 삼초를 우리 몸의 수액대사의 통로(수분 조절의 기능)라고 이해합니다(필자의 개인적인 의견입니다).

이들 오장과 육부는 서로 짝을 이루어서 기능을 합니다. 간은 담과, 심은 소장과, 비는 위와, 폐는 대장과, 신은 방광과 삼초와 각각 짝을 이루고 있습니다. '간담이 서늘하다' '저 사람은 비위도 좋아' 같은 말을 하는 이유도 이 때문입니다. 이렇게 한의학적인 오장육부의 개념은 우리 생활 속에 오래 전부터 녹아 있습니다. 한의학에서는 이렇게 우리 몸의 기능을 대표하는 오장과 육부를 통해서 생리와 병리를 연구합니다.

🍃 외부와 통하고 내부를 조절하다 : 경락과 피부

오장(五臟)과 육부(六腑)는 주로 우리 몸 내부의 생리활동을 정상적으로 하기 위해서 필요한 것들입니다. 외부에서 영양을 섭취하고 소화시키며 그 잔여물을 배설하는 것, 또 혈액이 돌고 숨을 쉬는 것들, 정신적인 활동 모두가 그러하지요. 그러면 단지 오장과 육부만으로 우리 몸이 자연 안에서 건강하게 살아갈 수 있을까요? 그렇지 않습니다. 왜냐하면, 외부의 환경을 알아내고 그에 적응하도록 우리 몸을 조절하는 기능이 반드시 필요하기 때문이지요. 바로 그 기능을 하는 것이 경락(經絡)과 피부입니다.

요즘 한의원에서 환자들의 말을 듣다 보면 '경락'과 '마사지'의 개넘을 혼동하는 경우가 많습니다. 아마도 경락 마사지라는 것을 줄여서 경락이라고 부르는 듯합니다. 경락은 엄연히 한의학적 개념이므로 한의사에 준하는 교육을 받아야 알 수 있습니다.

경락(經絡)에서 경(經)은 세로로 연결된 선을 뜻하고 락(絡)은 가로로 연결된 선을 의미합니다. 말하자면 경락은 우리 몸을 가로 세로로 연결한 선을 뜻하지요. 왜 우리 몸을 가로 세로로 그물처럼 연결하고 있을까요?

경락은 우리 몸의 각 부분의 정보와 기능을 전달하고 소통하기 위한 길입니다. 이 경락을 통해 기(氣)라는 것이 돌아다니면서 정보와 기능을 전달하고 조절합니다. 안으로는 내장, 밖으로는 피부와 외부 환경을 연결합니다. 이 경락을 통해서 우리 몸은 생리적인 기능을 조절할 뿐 아니라 외부 환경과 조화를 이룹니다.

경락은 12가지로 구분되는데, 크게 나누면 음(陰)의 성질을 가진 경락과 양(陽)의 성질을 가진 경락이 각각 6개씩 있습니다. 그리고 나아가서 더위와 추위, 건조함과 습기, 바람과 열을 조절하는 경락으로 다시 구분됩니다. 이 경락 선에는 '혈(穴) 자리'라고 하는 것들이 있습니다. 한의원에서는 이런 혈 자리들에 침을 놓습니다. 한의사는 경락이 흐르는 혈 자리에 침을 놓음으로써 경락을 막기도 하고 뚫어주기도 하면서 우리 몸 내부의 기후를 조절하는 것이지요.

경락이 선(線)이라면 피부는 면(面)입니다. 우리 몸 전체를 감싸고 있으면서 내부를 보호하고 외부의 영향을 내부로 전달하는 역할을 하지요. 그래서 피부는 우리 몸의 내부를 비추는 거울입니다. 피부에 질환이 생겼을 때 피부만 치료해서는 효과가 그다지 나타나지 않는 이유도 이 때문입니다. 이 피부는 경락과 마찬가지로 12개로 구분됩니다. 다만 선으로 연결된 경락과 달리 면적으로 이루어져 있다는 것이 다릅니다.

우리 몸은 이렇게 경락과 피부를 통해서 내부의 생리적인 기능들을 조절하고 나아가 외부의 환경과 우리 몸 내부의 환경을 조화시킵니다. 외부의 자극은 경락과 피부를 통해서 내부로 전달되므로 한의학에서 치료를 할 때 매우 중요한 의미를 갖습니다.

🌿 열과 바람을 주거나 뺏다 : 침, 뜸, 약, 양생

오장(五臟)과 육부(六腑), 경락(經絡)과 피부 등이 우리 몸 내부의 기후를 잘 조절해서 생명을 유지한다는 것이 한의학의 관점입니다. 그러면 이런 방식으로 우리 몸이 살아가고 있다고 이해하는 한의학은 질병을 어떻게 치료할까요?

한의학의 치료 수단은 크게 침과 뜸, 약, 그리고 양생(養生)으로 구성되어 있습니다. 이들은 치료의 수단일 뿐이고 이들을 이용해서 치료하는 원리는 간단합니다. 한의사는 사람의 몸 내부와 외부의 환경을 조절하는 역할을 합니다. 바로 바람과 열을 주고 뺏음으로써 조절하는 방식이지요. 그 수단은 침, 뜸, 약, 양생 등입니다.

예를 들어보면, 우리가 추워서 덜덜 떨고 있을 때 따끈한 음식을 먹으면 추위가 가십니다. 옷을 더 껴입지 않더라도 말이지요. 이는 우리 몸 내부로 뜨거운 열이 들어갔기 때문입니다. 반대로 더울 때에는 바람이 부는 곳에 있으면 몸이 시원해집니다. 바람이 체온을 빼앗아가기 때문이지요. 이런 원리를 따라서 한의사는 질병을 치료합니다.

그렇기 때문에 한의학에서 사용하는 각종 약재들을 분류하는 기준은 바로 약재의 차고 더운 성질입니다. 예를 들면 생강(生薑)은 뜨거운 성질이고 황금(黃芩)이나 황백(黃柏) 같은 약재들은 차가운 성질이지요. 인삼(人蔘)은 따뜻한 성질입니다. 이와 같이 뜨거움, 따뜻함, 보통, 서늘함, 차가움이라는 다섯 가지 성질로 약재를 분류하는 것이 기본입니다.

여기에 바람을 없애는 성질의 유무에 따라 분류가 세분화됩니다. 예를 들어 방풍(防風)이나 형개(荊芥) 같은 약재는 바람을 없애는 성질을 가지고 있습니다. 이런 식으로 약재를 분류해서 질병의 성질에 따라서 씁니다. 찬 성질의 병에는 따뜻한 약재를, 뜨거운 성질의 병에는 차가운 약재를, 바람이 원인인 병에는 바람을 없애는 약재를 쓰지요. 물론, 이것은 기본적인 원칙일 뿐이며 실제로는 매우 복잡하게 사용되지요.

침과 뜸도 마찬가지입니다. 경락으로 흐르는 기운을 막느냐 도와주느냐에 따라서 우리 몸 내부의 환경을 조절하는 것이지요. 뜸은 열기를 가지고 있으니 도와주는 쪽으로 작용합니다. 경락은 앞에서 설명한 대로 각기 담당하는 기후가 있으므로 적절하게 선택해서 도와주거나 막으면 됩니다.

양생(養生)이라는 것은 우리가 일상생활에서 건강을 도와주는 습관이나 생활 방식을 말합니다. 추운 날은 따뜻하게 입어야 한다거나, 한겨울에는 아침 운동을 하지 말아야 한다는 것처럼 우리 몸의 건강을 해치는 생활 방식을 버리고, 도움이 되는 생활 방식을 취해야 한다는 것이 양생입니다. 이 양생법도 기본적으로는 기후의 변화와 몸속의 기후를 어떻게 조화시키는가를 원칙으로 합니다.

이렇게 한의사가 침과 뜸, 약, 양생 등의 방법으로 우리 몸의 내부 환경을 조절하는 것은 질병의 성질에 따라 달라집니다. 질병이 우리 몸을 뜨겁게 만들었다면 차갑게 해서 몸의 균형을 찾도록 하고 반대의 경우에도 마찬가지지요. 원칙은 쉽지만 구체적으로 시행하기는 쉽지 않으므로 전문가인 한의사의 도움을 받아야 합니다. 어쨌거나 한의학의 치료법은 결국 우리 몸이 스스로 낫도록 하는 환경을 만들어주는 것을 목표로 합니다.

🌿 공격적 치료 VS 보존적 치료

우리가 질병에 걸렸을 때, 그 질병을 치료하는 방법은 매우 많습니다. 크게 구분하면 '공격적인 치료'와 '보존적인 치료'로 나눌 수 있습니다. 또 '침습적인 치료'와 '비침습적인 치료'로 나눌 수도 있습니다.

공격적인 치료는 말 그대로 질병을 공격하는 치료법입니다. 예를 들자면 엉덩이에 종기가 났을 때 그 종기를 직접 짜낸다거나, 암에 걸렸을 때 암 조직을 직접 제거하는 것이지요. 세균성 질환에 걸렸을 때 항생제를 사용해서 세균을 공격하는 치료법도 여기에 해당됩니다. 그러니까 공격적인 치료에는 수술요법 등의 '침습적인 치료'도 포함되지요. '침습적인 치료'는 아니지만 항생제 등을 복용하는 것도 공격적인 치료에 포함됩니다.

반면에 질병에 걸렸을 때 그 질병 자체를 공격하는 것보다는 우리 몸이 그 질병을 이겨낼 수 있도록 도와주는 것이 바로 '보존적인 치료'입니다. 따라서 '비침습적인 치료'는 대부분 '보존적인 치료'에 해당됩니다. 예를 들어 위염이 생겼을 때 염증을 직접 공격하는 약물을 사용하는 것은 공격적인 치료이지만 식이요법을 꾸준히 하고 위의 운동을 원활하게 해서 염증을 가라앉히는 약물을 사용하는 것은 보존적인 치료이지요.

질병에 따라서 공격적인 치료를 할지 아니면 보존적인 치료를 할지 결정하는 것은 매우 중요합니다. 질병의 성격이 생명을 위협할 만한 것이고, 게다가 질병의 진행이 매우 빠른 경우라면 일단 공격적인 치료로 생명을 유지해야겠지요.

가령 말라리아나 세균성 이질처럼 전염성이 강한 질환에 걸렸다면 다른 부작용을 걱정할 겨를이 없습니다. 일단 최대한 신속하게 항생제 등을 사용해서 공격적으로 치료해야 생명을 건질 수 있으니까요. 그러나 질병의 진행 정도가 완만하고 생명에 큰 위협이 없는 경우라면 이야기가 달라집니다. 특히 만성적인 경과로 진행되는 질환들이 그렇습니다.

예를 들어 만성 비염의 경우에 공격적인 치료를 하려면 주로 항생제나 소염제를 사용해서 코의 점막에 생긴 염증을 가라앉혀야 합니다. 그러나 코의 점막은 일시적으로 약물에 반응해서 가라앉지만 다시 부어오르게 되고 결국 만성 비염은 반복적으로 재발합니다. 이럴 경우에는 코의 점막을 직접 공격하는 약물보다는 점막 주변의 혈액순환을 원활하게 해주고 코의 정상적인 기능이 유지되도록 치료하는 것이 보다 효과적이며 재발 가능성도 낮출 수 있습니다.

즉 공격적인 치료의 대상은 질병이고 보존적인 치료의 대상은 우리 몸입니다. 현대의학에서는 주로 질병을 대상으로 치료 방법이 연구되어 왔기 때문에 매우 효과적으로 공격적인 치료법을 구사합니다. 특히 세균성 질환에 대해서는 탁월한 효과를 보이고 있지요. 또 외과적인 치료, 즉 침습적인 치료법에서도 아주 효과적입니다.

반면 한의학은 주로 우리의 몸을 대상으로 치료 방법을 연구해

왔으며, 질병 자체에 주목하기보다는 그 질병이 나타난 우리 몸의 배경에 좀 더 비중을 둡니다. 따라서 질병 자체를 공격하는 치료법은 잘 구사하지 못하지만 우리 몸의 환경을 조절해서 스스로 질병을 이겨내도록 하는 보존적인 치료법에 대해서는 훌륭한 내용과 체계를 갖추고 있습니다.

요약하자면, 현대의학은 공격적이고 침습적인 치료법에 장점을 가지고 있고, 한의학은 보존적이고 비침습적인 치료법에 장점을 가지고 있습니다.

🌱 항생제의 딜레마 : 공격적 치료의 한계

보존적 치료를 행하는 한의학과 달리 현대의학은 공격적인 치료에 장점이 있지요. 사실 현대의학의 발전은 해부학과 더불어 항생제의 발전에 크게 힘입었다고 해도 과언이 아닙니다. 인류의 생명을 위협하는 세균성 질환에 대해서 현대의학은 혁혁한 전공을 세운 것이지요. 그러나 항생제의 과다한 사용으로 인한 부작용도 심심찮게 거론되고 있습니다.

항생제는 영어로 'antibiotics'라고 부릅니다. 'anti'는 저항한다는 뜻이고, 'biotics'는 생명이라는 뜻입니다. 항생제(抗生劑,) 즉 생명에 저항하는 약제라는 뜻이지요. 물론 항생제가 대항하는 생명체는 세균, 즉 박테리아입니다. 그러므로 항생제는 바이러스를 대상으로 하는 약물이 아닙니다. 바이러스를 대상으로 하는 약물은 항바이러스제, 곰팡이 같은 진균을 대상으로 하는 약물은 항진균제라고 따로 부릅니다.

많은 사람들이 걱정하는 것이 바로 항생제에 의한 부작용과 내성입니다. 부작용은 거의 모든 약제가 가지고 있습니다. 부작용은 '부정적인 작용'이라는 뜻의 부작용(否作用)이 아니라 '부가적인 작용'이라는 뜻의 부작용(副作用)입니다. 커피를 마시면 각성이 되고 피로가 좀 가시는 것은 커피를 마시는 목적이고, 커피를 마신 후에 부수적으로 소변이 마려워지는 것은 목적한 작용은 아니지만 커피가 가지고 있는 부작용이지요.

박테리아를 죽이기 위해 항생제를 복용했는데 설사가 일어난다거나 속이 쓰리다거나 하는 것은 바로 항생제의 부가적인 작용 때문입니다. 그렇지만 항생제가 꼭 필요한 질환이라면 부작용은 감수해야 합니다.

항생제의 내성은 우리 몸에 생기는 것이 아니라 세균에 생깁니다. 항생제에 대해 내성을 갖춘 세균을 항생제 내성균이라고 부르는데, 최근에는 어떤 항생제도 듣지 않는 슈퍼박테리아가 화제가 되기도 했었지요. 항생제 내성균은 주로 항생제를 잘못 사용했을 때 생긴다고 합니다. 즉 세균성 질환이 아닌데 항생제를 남용해서 우리 몸에 살고 있던 엉뚱한 세균(아직 증상을 일으키지 않은 세균)이 내성을 가진

다거나, 정해진 용법과 용량대로 복약하지 않아서 세균이 완전히 죽지 않았을 때 생긴다고 하지요. 따라서 항생제는 의사의 정확한 진단과 지시대로 사용해야 합니다. 그렇지 않으면 항생제가 필요한 경우에 정작 항생제가 듣지 않아 생명이 위험해질 수 있으니까요.

아이를 키우는 엄마의 입장에서 항생제는 참 애매한 약제입니다. 먹이자니 독이 될 듯 하고 먹이지 않자니 병이 심해질 것 같으니 말이지요. 그러나 일반적인 감기에는 항생제를 쓸 필요가 전혀 없습니다. 감기는 바이러스에 의한 증상이기 때문에 박테리아를 대상으로 하는 항생제가 들을 리 없으니까요.

감기에 항생제를 쓰는 것은 우리 몸에 다른 세균들에게 항생제 내성만 키워주는 꼴이 됩니다. 그러니 콧물, 기침, 코막힘, 편도선염 같은 가벼운 감기에는 항생제를 쓰지 않는 것이 좋습니다. 다만 항생제가 필요한 경우가 있으면 써야지요. 감기가 발전해서 폐렴이나 기관지염이 된다거나, 가슴에 통증이 있다거나, 2차적인 세균감염이 의심되는 증상들이 나타난다면 써야 합니다.

물론 이런 판단은 전문가인 의사에게 맡겨야 하겠지요. 그리고 의사에게 처방받은 항생제의 종류와 용법, 적응증 등을 물어보고 메모해두는 습관을 갖는 게 좋습니다. 간혹 병원을 옮길 경우 이런 자료들이 여러모로 도움이 되기 때문입니다.

결론적으로 말하자면 항생제는 질병의 치료에 반드시 필요하고 효과가 좋은 약물임에는 틀림없지만 잘못 사용하거나 남용하는 경우에는 반대로 우리 건강을 심각하게 위협할 수도 있습니다. 환자 임의로 판단하여 사용하는 것은 절대 금물이니 반드시 의사의 지시대로 따르세요. 그리고 항상 처방받은 약물들에 대해 메모하는 습관을 들이는 것이 항생제의 오남용을 막을 수 있는 가장 효과적인 방법입니다.

🍃 효과가 느리더라도 자연치유력을 믿자!

어떤 질병에 걸렸을 때, 어떤 치료법이 보다 효과적인가에 대해서는 몇 가지 고려해야 할 사항이 있습니다. 바로 시간과 고통, 부작용, 비용 등의 측면입니다. 어떤 치료법이 보다 신속하게 건강을 회복시켜 주는가, 어떤 치료법이 환자의 고통을 더 많이 덜어주는가, 부작용은 견딜 만한가, 또 어떤 치료법이 경제적인 측면에서 환자에게 부담을 주지 않는가 등이지요.

예를 들어 엉덩이에 종기가 났다면, 외과적으로 째버릴 수도 있고, 고약을 붙여서 며칠 기다릴 수도 있고, 소염제를 복용할 수도 있습니다. 시간상으로는 째는 것이 가장 빠르겠지만 비용이 들고 아프며, 고약을 붙이면 비용은 줄일 수 있지만 시간이 좀 오래 걸리게 되고, 소염제를 복용하면 다른 부작용을 감수해야 합니다. 이렇듯 작은 종기 하나에도 어떤 치료법을 쓸지 결정하는 것은 쉬운 일이 아닙니다. 하물며 아이를 키우는 엄마의 입장에서 아이가 아프면 머리가 복잡해질 수밖에 없는 일이지요.

그러나 무엇보다 중요한 것은, 지금 당장은 시간이 조금 더 걸리고 고통스럽더라도 우리 몸이 가진 자연치유력을 키워주는 방향으로 치료해야 한다는 점입니다. 눈앞에 닥친 질병이 심각하게 생명을 위협하는 상황이 아니라면, 조금 여유를 가지고 우리 몸의 자연치유력을 훈련시키는 기회로 여겨야 합니다. 당장이야 더디다는 느낌이 들고 쉽게 낫지 않는다는 불만도 생기겠지만, 차츰 우리 몸은 스스로 질병에 대항하고 건강을 유지하는 힘을 키우게 될 것입니다. 그러면 머지않아 어지간한 질병에는 꿈쩍도 하지 않는 건강한 몸을 가질 수 있습니다.

감기니 비염이니 소화불량이니 툭하면 한의원에 와서 치료받던 아이들이 어느새 일 년에 한두 번 감기로 오는 정도로 건강해지고, 피부에 생기는 질환으로 고생하던 아이들이 언제 그랬냐는 듯이 커가는 모습을 바라보고 있으면 과연 자연치유력을 키워주는 치료가 가장 올바른 치료라고 생각하는 저의 믿음이 옳다는 확신을 가지게 됩니다.

한의학이든 현대의학이든 사람이 질병에서 벗어나서 건강하게 살 수 있도록 도와주기 위해 존재합니다. 수명이 다해서 죽음에 이르는 것은 막을 수 없더라도, 죽는 날까지 질병에 시달리지 않고 건강하게 삶을 영위하도록 하는 것이 목적이지요.

한의학과 현대의학이 각각 장점과 단점을 가지고 있지만 그 목적은 같습니다. 그러므로 환자의 질병에 따라, 환자의 상태에 따라 적절한 치료가 진행되어야 합니다. 다만, 그 바탕에는 자연치유력을 손상시키지 않고 키워주어야 한다는 전제가 있습니다.

명심하세요. 우리 몸은 스스로 질병을 치유할 수 있는 힘을 가지고 있습니다. 의학적인 처치는 그것을 도와줄 뿐입니다.

부록

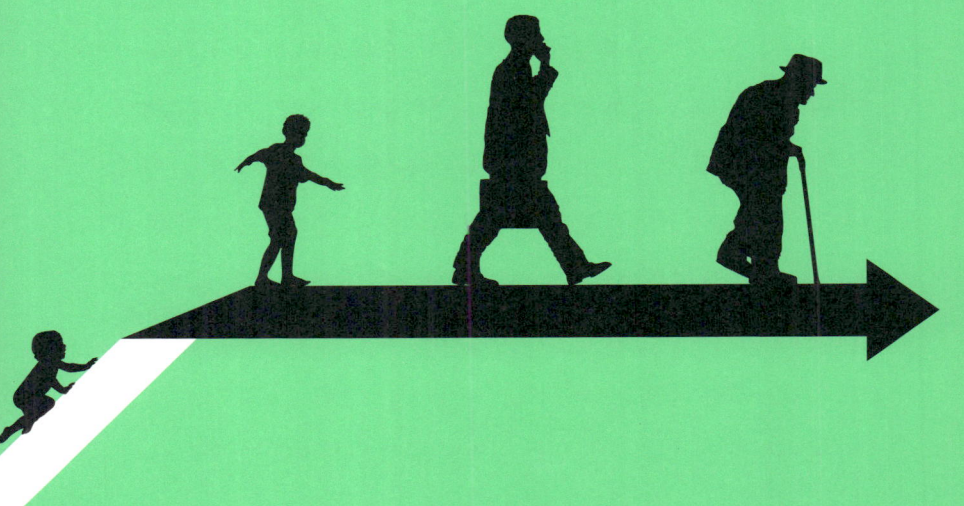

부록1: 한의원에 갈 때 궁금한 것들 30문 30답

*한의원에서 임상 진료를 하다보면 많은 질문들을 받게 됩니다. 여기서는 자주 받는 질문들, 엄마 아빠가 궁금해 하는 내용들에 대한 답을 간단히 Q & A 식으로 정리했습니다.

1. 체질이 바뀔 수 있나요?

'바뀌지 않습니다.' 체질이 바뀐다는 것은 예를 들자면 쥐가 고양이로 바뀐다는 것과 마찬가지지요. 만날 고양이한테 당하던 쥐가 아무리 운동을 하고 애를 써도 그냥 튼튼한 쥐가 될 뿐 고양이한테서는 도망가야 합니다. 다만, 다른 쥐들보다 생존율을 높일 수는 있겠지요. 항간에 건강식품 판매원 등이 장기간 복용하면 체질이 바뀐다고 홍보하는 경우가 있는데 속지 않아야 합니다. 꾸준히 관리하면 체질이 개선될 수는 있지만 바뀌는 것은 불가능하니까요. 다른 예로 알레르기성 비염에서 특정한 항원이 있는 경우 그에 대항하는 능력은 개선될 수 있지만 항원은 여전히 증상을 일으키는 요소로 작용합니다. 증상의 정도를 감소시키고 견디기 쉽도록 알레르기성 체질을 개선시킬 수는 있지만 아예 반응을 하지 않도록 바꿀 수는 없습니다.

2. 사상체질을 감별해줄 수 있나요?

단정지어 말하기 어렵습니다. 사상체질을 감별하는 방법은 여러 가지가 있는데, 한의사에 따라서 조금씩 다르기 때문입니다. 일반적으로는 진맥이나 기타 진료의 방법을 통해서 감별하고 가장 정확한 것은 실제 처방을 사용하면서 반응을 보는 것입니다. 최근에는 QSCC라는 사상체질 진단 방식을 사용하기도 합니다. 다만 오해하지 말아야 할 것은 어떤 체질이라고 딱 부러지게 감별하기는 어렵다는 것입니다. 사람마다 가지고 있는 성향이 조금씩 뒤섞여 있는데, 그 중 가장 강하게 나타나는 성향을 기준으로 감별하는 것이기 때문이지요. 물론 반복적인 진료와 처방을 통해서는 거의 정확하게 감별할 수 있습니다. 그러니 본인의 체질이 궁금하다면 조금 인내심을 가지고 진단을 받아보는 것이 좋습니다.

3. 한의원에 가면 왜 무조건 기가 약하다고 하나요?

질환에 따라서 기가 약할 수도 있고 강할 수도 있습니다. 질환이라는 것은 기본적으로 불균형에서 오기 때문이지요. 우리 몸의 기가 약하고 질환의 기가 강하면 당연히 병이 되기 때문에 기가 약하다고 진단하는 것이겠지요. 이 외에 내과적인 질환의 경우는 어느 장부의 기가 강하고 어느 장부의 기는 약한 형태로 불균형하게 나타납니다. 따라서 한의원에 가면 무조건 기가 약하다고 진단하는 것은 아닙니다. 다만, 한의원에 진료를 의뢰한 목적이 보약을 처방받기 위한 것이라면 약한 기를 보충해주어야 하니 그렇게 설명할 수는 있습니다.

4. 진료를 받지 않고 증상만으로 한약처방이 가능한가요?

진료를 받고 처방을 받아야 합니다. 한의학에는 증형(證形)이라는 개념이 있어서 증상의 진행과정을 통해 그 환자의 상태를 유추할 수 있습니다. 따라서 진료를 받지 않고 전화 등으로 처방을 받으려는 경우가 생기는데, 이는 바람직하지 않습니다. 왜냐하면 같은 증형이라도 사람에 따라 미묘한 차이가 생기고 그에 따라서 처방도 달라져야 하기 때문이지요. 그리고 같은 사람이라도 시기에 따라서 몸 상태는 변화합니다. 당연히 그 시점에 가장 정확한 처방은 진료를 받아야 알 수 있습니다.

5. 태열은 나중에 아토피성 피부염이 되나요?

태열은 아토피성 피부염과는 별개의 증상입니다. 태열은 엄마 뱃속에서 가지고 나온 태독을 배출하는 과정으로서 보통 자연히 호전되는 반면, 아토피성 피부염은 피부의 보습인자가 부족해서 반복적인 가려움과 염증을 유발하는 질환입니다. 흔히 태열과 아토피성 피부염을 혼동하기 쉬운데, 피부의 상태가 비슷하기 때문이지요. 그래서 태열이 나중에 아토피성 피부염으로 발전한다고 오해할 수 있습니다. 그러나 이 둘의 상관관계는 없습니다.

6. 비염이 있는 아이가 수영을 해도 되나요?

어떤 비염을 앓고 있는가에 따라서 다릅니다. 만성비염의 경우는 오히려 수영이 도움이 되기도 하지요. 다만 수영장 물에 알레르기가 있는 경우라면 좋지 않습니다. 일반적으로 수영장의 물은 염소나 오존으로 살균하는데 염소가 특히 코의 점막을 자극할 수 있으므로 알레르기성 비염이 있는 경우는 증상이 악화되기도 합니다. 주의해야 할 점은 수영 후에 머리를 완전히 말리고 외부로 나와야 한다는 것입니다. 머리를 완전히 말리기 어렵다면 모자를 쓰거나 해서 갑작스런 온도 변화를 방지해야 비염의 악화를 막을 수 있습니다.

7. 비염이나 아토피성 피부염은 완치가 가능한가요?

본문에서 말씀드렸지만, 어떤 상태를 완치되었다고 보는가에 따라서 달라집니다. 특히 알레르기성 비염이나 아토피성 피부염은 몸의 상태에 따라서 언제든 재발할 수도 있고, 경우에 따라서는 치료 후 평생 재발하지 않을 수도 있습니다. 다만 그 질환으로 인해 일상생활에 지장을 초래하거나 건강상의 문제를 일으키지 않는 정도로 관리할 수는 있습니다.

8. 한방 비만 치료는 효과가 있나요?

한방 비만 치료는 본문에서 말씀드린 것과 같이 개개인의 비만 원인을 찾아서 맞춤형으로 이루어집니다. 따라서 다른 비만 관리법들보다 부작용이 적고 효과적인 치료를 할 수 있다는 장점이 있습니다. 그러나 어떤 다이어트도 마찬가지겠지만 가장 중요한 요소는 자신의 지속적인 노력이지요.

9. 2차 성징이 나타나도 더 자랄 수 있나요?

물론입니다. 2차 성징이 나타나기 시작하면 2차 급진 성장기가 시작됩니다. 여자 아이의 경우는 2차 급진 성장기 후에 초경을 하게 되고 초경을 하더라도 약 3년간 더 자랍니다. 남자 아이들도 2차 성징이 완전히 나타난 뒤에도 3~4년 정도 더 자라게 되지요. 자세한 내용은 본문을 참조하시기 바랍니다.

10. 초경을 했는데도 더 자랄 수 있나요?

자랄 수 있습니다. 다만 성장 속도가 초경 전에 비하여 감소되고 초경 후 약 3년 정도 더 자라지요. 초경 후에 자라는 키는 초경 전 1년 동안 자란 키와 거의 비슷합니다. 따라서 초경을 했다고 해서 성장이 멈추는 것은 아닙니다.

11. 초경을 늦출 수 있나요?

가능합니다. 그러나 성조숙증이 의심되는 경우가 아니라면 초경을 늦추는 것은 권장하지 않습니다. 가장 효과적인 방법은 성호르몬 길항제를 투여하는 것인데, 이 약물은 초경을 늦춰주지만 성장 속도도 감소시킵니다. 즉 초경이 늦어진다고 해서 키가 더 자라는 것은 아닙니다. 한약으로 처방하는 경우도 마찬가지입니다. 다만 너무 어린 나이에 초경을 하게 되면 심리적으로도 좋지 않은 영향을 미칠 수 있기 때문에 성조숙증의 경우에는 고려해볼 만합니다.

12. 한약을 오래 복용해도 안전한가요?

어떤 목적으로 한약을 처방하는가에 따라 다르지만 일반적으로는 한약을 복용하는 목적을 달성한 뒤에는 복용을 중지하는 것이 옳습니다. 한약은 우리 몸의 부족하거나 넘치는 것들을 조절해서 치료하는 것이 기본 원리입니다. 그런데 치료가 된 후에도 지속적으로 복약하게 되면 오히려 부작용이 나타날 수 있지요. 따라서 한의사의 지시에 따라 필요한 만큼만 복용하는 것이 좋습니다. 한편, 한약재 자체의 중금속이나 농약에 대해서 걱정하는 경우가 많은데, 한의원에서 사용하는 약재는 식품의약품안전청의 인증을 받은 것들이므로 걱정하지 않아도 됩니다.

13. 한약은 효과가 늦게 나타난다고 하는데 사실인가요?

그렇지 않습니다. 예를 들어 비염으로 지금 코가 막히고 콧물이 줄 줄 흐르고 있는데 한약을 먹으면 한 달 후에 콧물이 멈춘다고 하면 말이 안 되지요. 다만 이전에 어떤 치료를 했는가에 따라 한약이 작용하는 데 시간이 좀 걸릴 수는 있습니다. 가령 비염으로 항생제를 많이 복용했던 아이는 비염 치료를 위한 한약을 복용하더라도 효과가 좀 늦게 나타날 수 있지요. 하지만 효과가 늦게 나타난다고 해서 몇 달씩 걸리는 것은 아니고 2~3일 정도 늦춰지는 정도입니다. 한약은 효과가 늦게 나타난다는 편견은 아마도 예전에 보약을 위주로 처방하던 시절의 이야기일 것입니다. 아무래도 부족한 것을 채워주는 시간이 필요하니까요. 다만 치료를 위한 한약은 효과가 늦게 나타나지 않습니다.

14. 홍삼을 한약과 같이 먹어도 되나요?

안 됩니다. 홍삼 뿐 아니라 다른 약물들도 가능하면 함께 복용하지 않아야 합니다. 한약의 작용을 방해할 수 있을 뿐 아니라 심하면 약물들의 상호작용으로 부작용이 일어날 수 있기 때문입니다.

15. 홍삼은 아무나 먹어도 된다는데요?

절대 그렇지 않습니다. 홍삼은 인삼을 쪄서 말린 것인데, 인삼을 찐다고 해삼이 되는 것은 아니지요. 그러니 홍삼은 인삼의 효능과 특성을 그대로 가지고 있습니다. 다만 인삼의 사포닌 전구체가 변형되어 그 효과가 인삼보다 약하다는 것뿐입니다. 한의원에서 처방하는 약재에 홍삼이 들어가지 않는 이유도 인삼의 효능이 더 좋기 때문이지요. 인삼을 써서는 안 되는 사람에게는 홍삼도 쓰지 말아야 합니다. 꼭 홍삼을 먹고 싶다면 가까운 한의원에 문의한 후에 결정하세요.

16. 한약은 부작용이 없다는데요?

왜 없겠습니까? 부작용이 없는 약물은 없습니다. 양약 뿐 아니라 한약도 마찬가지입니다. 예를 들어 인삼을 먹어서는 안 되는 경우에 인삼을 먹으면 얼굴이 벌겋게 달아오르고 가슴이 답답해지며 땀이 흐르고 머리가 아파오는 등의 부작용이 나타납니다. 이런 부작용을 최소화하려면 한의사에게 정확하게 진단을 받고 처방된 한약을 복용해야 합니다.

17. 한약과 다른 약을 같이 복용해도 되나요?

일반적으로 한약과 다른 약물을 함께 복용하는 것은 위험합니다. 꼭 필요한 약물, 예를 들어 당뇨나 고혈압 등으로 지속적으로 복약을 해야 하는 상황이라면 어떤 약물을 복용하는지 한의사에게 알리고 한의사의 지시에 따르도록 하십시오.

18. 녹용 보약은 언제 먹나요?

물론 필요할 때 먹으면 됩니다. 언제가 필요한 때인지는 한의사에게 진료를 받아야 알 수 있습니다. 일반적으로는 아이의 성장 발육 단계에 따라 새로운 단계가 시작되는 시점, 아이의 환경이 급격히 바뀌는 시점(학교에 입학한다거나 하는), 크게 앓고 난 이후, 성장 속도가 너무 느리다고 판단되는 경우, 아이의 체력이 급격히 떨어지는 경우, 잔병치레를 많이 한다고 느껴지는 경우 등에 필요합니다.

19. 왜 보약은 봄이나 가을에 먹으라고 하나요?

속설일 뿐입니다. 여름에 보약을 먹으면 땀으로 다 나가서 효과가 없다는 것은 속설입니다. 보약이 필요하다고 판단되면 계절에 상관없이 투약합니다. 다만 키가 잘 자라지 않는 경우는 봄에 복용하는 것이 좀 더 효과적이고 체중이 잘 늘지 않는 아이는 가을에 복용하는 것이 좀 더 효과적이기는 합니다. 이렇게 언제 보약을 먹는 것이 보다 효과적인지는 경우에 따라서 달라지므로 한의사와 상담해야 합니다.

20. 임신 중 한약 복용이나 침 치료가 가능한가요?

필요하면 한약이나 침 치료 모두 가능합니다. 임신을 했을 때 약물이 태아에게 영향을 미치는 시기는 5주 이후부터 6개월까지입니다. 이 시기에는 입이나 코가 새롭게 생겨납니다. 약물의 영향으로 아이에게 문제를 일으킬 수 있으므로 조심해야 하는 시기이지요. 6개월이 지나면 태아는 발생을 마치고 발달의 단계(새로 생기는 것 없이 크기만 합니다)에 들어갑니다. 이 시기에는 약물이 태아에게 미치는 영향이 크지 않습니다. 한의학에는 임신 중에 태기불안이라고 해서 유산의 징조가 보이거나, 임신 입덧이 너무 심하거나 하는 경우에 사용하는 처방들이 있습니다. 이런 처방들은 과거로부터 안전성이 입증되어 온 것들이므로 걱정하지 않고 복용해도 됩니다. 또 임신 금기약이라고 해서 임신 중에 복용해서는 안 되는 한약재도 따로 분류되어 있습니다. 침구치료의 경우도 임신 상태를 고려해서 이루어지므로 안심해도 됩니다.

21. 한약으로 면역력을 높일 수 있나요?

물론입니다. 녹용이나 인삼 등 한약재들이 면역기능을 활성화시킨다는 연구가 많이 이루어져 있습니다. 또한 면역력이라는 것은 우리 몸의 각 장부와 기능이 조화를 이루었을 때 발휘되는 것이므로 한약을 통해서 균형을 잡아주면 면역력은 높아집니다. 실제로 잦은 감기로 고생하던 아이들이 적절한 한약 처방을 통해서 감기에 자주 걸리지 않게 되는 경우처럼 한약으로 면역력이 강화되는 경우는 많습니다.

22. 한약재는 국산을 사용하나요?

안타깝게도 현재 국내에 공급되는 한약재 중에 국산의 비율은 높지 않습니다. 어떤 약재는 아예 국산이 공급되지 않지요. 한의원에서는 가급적 국산 한약재를 사용하기 위해 노력하고 있습니다만, 어쩔 수 없이 수입 한약재를 사용해야 하는 경우도 있습니다. 그러나 수입 한약재라고 해서 모두 품질이 나쁘다는 인식은 버려야 합니다. 유통되는 한약재 중에 식품으로 수입된 것이 약용으로 둔갑하는 경우도 있지만, 그런 약재는 한의원에 공급되지 않습니다. 한의원에는 정식 약품으로 식품의약품안전청의 인증을 받아서 수입된 한약재만 공급됩니다. 국산 약재도 모두 인증을 받아야만 한의원에 공급될 수 있지요. 그러니 한의원에서 조제한 한약재에 대해서는 안심해도 됩니다.

23. 한약을 먹으면 살이 찌나요?

마른 사람에게 살을 찌울 목적으로 투약했다면 당연히 쪄야 하겠지요. 그러나 항간에는 한약은 모두 살이 찐다고 알려져 있습니다. 그러나 반드시 그렇지는 않습니다. 소화기의 기능이 허약해서 그것을 보완하기 위한 한약을 복용할 경우에는 소화기의 기능이 정상으로 돌아와서 필요한 만큼 체중이 증가할 수 있습니다. 그러나 다른 질환을 치료하기 위하여 투약하는 한약으로 인해 체중이 증가하지는 않습니다. 간혹 질환이 호전된 후에 컨디션이 좋아져서 식욕이 당기고 이전보다 많은 양의 음식을 먹게 되면 살이 찔 수 있습니다. 한약 때문에 살이 찌는 것이 아니라 음식 때문에 살이 찌는 것입니다.

24. 한약을 많이 먹으면 중금속에 오염된다는데요?

천만의 말씀입니다. 2012년에 한국 의약품 시험 연구소에서 서울 강남구에 있는 한의원 30개의 탕제 28품목과 환제(알약) 6품목을 무작위 검수 조사한 결과, 중금속인 카드뮴은 밥 한 공기에 들어 있는 카드뮴의 1/82에 불과했고 해조류에 들어 있는 카드뮴보다는 1/520에 불과했습니다. 또한 수은은 참치에 비해 1/270, 이산화황은 포도주의 1/87에 불과했지요. 결국 한약에서는 우리가 평소 먹는 음식보다도 중금속이 덜 나옵니다. 카드뮴, 납, 비소, 수은 모두 식품의약품 안전청의 허용기준의 1/75~1/27에 불과했고 잔류농약은 대부분 검출되지 않았는데 엔드린이라는 농약성분만 허용기준치의 1/21 정도 검출되었습니다. 한약을 먹어서 중금속이나 잔류농약에 오염될 수 있다는 걱정은 안 하셔도 됩니다.

25. 한약은 간에 좋지 않다는데요?

모든 약은 간에 독성을 가집니다. 신약을 개발할 때 효과보다도 우선시되는 항목이 바로 간독성과 신독성(간과 신장에 어느 정도의 독성을 나타내는가)입니다. 이 항목이 허용기준에 적합해야 다음 개발단계에 들어갈 수 있지요. 한약도 마찬가지로 간과 신장에 독성을 나타낼 수 있습니다. 하지만 대부분의 한약재가 식용으로도 사용될 정도로 독성이 없기 때문에 걱정하지 않아도 됩니다. 또한 간이나 신장에 독성을 많이 나타내는 한약재는 현재 금지품목으로 지정되어 한의원에서는 사용하고 있지 않습니다. 또 간염 보균자이거나 다른 간장 질환을 가지고 있는 경우에는 미리 한의사에게 알려주면 훨씬 안전하게 한약을 처방받아 복용할 수 있습니다.

26. 한약으로도 열을 내릴 수 있나요?

물론입니다. 감기나 기타 원인으로 고열이 있을 때 해열을 목적으로 사용하는 한약 처방들이 많이 있습니다. 다만 환자 개개인에 따라 원인에 맞는 처방을 조제하고 투약하기까지 시간이 좀 필요하다는 단점 때문에 응급의 경우에는 사용하기가 어렵습니다. 그러나 해열의 효과는 매우 만족스럽습니다.

27. 어릴 때 한약을 많이 먹으면 머리가 나빠진다는데요?

어떤 근거로 이런 말이 나도는지 모르겠습니다. 어떤 사람은 '여우와 신포도'의 경우와 비슷한 이유로 이런 말이 생겼다고도 하지요. 여우가 포도를 먹으려고 애쓰다가 결국 먹지 못하자 '저 포도는 시고 맛이 없을 거야'라고 생각했다는 우화처럼 예전에는 한약이나 보약을 자주 먹지 못하는 처지의 사람들이 만들어낸 말이 아닐까요? 어릴 때 한약을 많이 먹는다고 머리가 나빠지지는 않습니다.

28. 한약 먹을 때 무를 먹으면 머리가 하얗게 변한다는데 사실인가요?

그렇지 않습니다. 한약을 먹을 때 무를 먹지 말라는 이야기가 있는데, 그냥 먹지 말라고 하는 것보다 더 강력하게 주의를 주기 위해서 과장된 표현입니다. 그럼 왜 한약을 먹을 때 무를 먹지 말라고 하는 것일까요? 무는 한약재 중 숙지황이라는 약재에 대해서 길항작용을 합니다. 즉 숙지황이라는 약재의 효능을 무가 감소시키는 것이지요. 그래서 숙지황이 들어 있는 한약 처방을 복용할 때 무를 먹으면 효과가 감소될 우려가 있습니다. 그러니 정확하게 말해서는 숙지황이 든 한약을 먹을 때만 무를 먹지 않는 것이 좋지요. 부작용이 생길 우려로 인해서 그런 것이 아니라 효과가 감소될까 우려해서 그런 것이니 무를 먹었다고 큰일이 나는 것은 아닙니다. 숙지황은 어른들 보약에 곧잘 들어가는 약재입니다.

29. 한약을 잘못 먹으면 대머리가 된다는데요?

어떻게 잘못 먹으면 머리카락이 빠질까요? 최근에는 한의학에서 탈모에도 많은 관심을 가지고 연구하고 있으며 그 효과도 만족스러워지고 있는데 한약 때문에 머리가 빠질 일은 없습니다. 아마도 함부로 한약을 처방해서 먹는 행위를 자제하라는 경고가 아닐까요? 한의사에게서 진료를 받고 처방받은 한약을 복용해서 대머리가 되는 경우는 없습니다.

30. 아들 낳는 한약이 있나요?

아들 낳을 확률을 100%로 만들어주는 한약은 없습니다. 항간에
아들 낳는 한약을 찾는 분들이 간혹 있는데요. 한약을 먹는다고 아
들 낳을 확률이 높아지는 것은 아닙니다. 과거 왕실이나 사대부 집
안 등에서 아들을 얻기 위해 다양한 처방을 연구하고 만들었지만
그 결과는 신통치 않았습니다. 또한 일부에서는 자궁의 산도를 알
칼리성으로 하면 아들 낳을 확률이 높아진다고 하는데 이것도 그다
지 신뢰할 수는 없는 정보지요. 아들을 낳게 해주는 한약은 없지만
불임의 경우에는 한의학적인 처치가 매우 효과적입니다.

부록2: 표준성장표

표준성장표(남자)

체중(kg)/ 키(cm)

연령(만)		3%	5%	10%	25%	50%	75%	90%	95%	97%
1	체중	8.20	8.43	8.79	9.42	10.16	10.94	11.68	12.14	12.45
	키	71.50	72.21	73.31	75.13	77.15	79.17	80.99	82.07	82.78
2	체중	10.34	10.60	11.03	11.79	12.70	13.69	14.66	15.27	15.68
	키	80.70	81.56	82.88	85.12	87.63	90.17	92.48	93.87	94.78
3	체중	11.86	12.15	12.63	13.49	14.53	15.69	16.84	17.58	18.09
	키	87.81	88.70	90.08	92.45	95.19	98.03	100.70	102.33	103.41
4	체중	13.47	13.80	14.33	15.30	16.52	17.92	19.36	20.32	20.99
	키	94.69	95.62	97.06	99.53	102.35	105.27	107.97	109.63	110.72
5	체중	15.26	15.62	16.20	17.30	18.73	20.48	22.41	23.78	24.78
	키	101.07	102.06	103.60	106.20	109.12	112.10	114.81	116.45	117.53
6	체중	17.04	17.44	18.10	19.37	21.09	23.29	25.88	27.84	29.35
	키	106.89	107.94	109.57	112.32	115.40	118.51	121.35	123.06	124.18
7	체중	18.68	19.15	19.94	21.48	23.61	26.38	29.76	32.39	34.46
	키	112.16	113.25	114.96	117.88	121.19	124.58	127.72	129.62	130.88
8	체중	20.21	20.80	21.79	23.72	26.39	29.88	34.12	37.40	39.97
	키	116.89	118.06	119.89	123.03	126.63	130.36	133.84	135.97	137.38
9	체중	21.80	22.55	23.81	26.26	29.63	33.96	39.08	42.93	45.86
	키	121.25	122.55	124.56	127.98	131.86	135.81	139.44	141.65	143.09
10	체중	23.68	24.63	26.23	29.32	33.50	38.73	44.70	49.01	52.19
	키	125.60	127.02	129.20	132.88	136.99	141.14	144.90	147.16	148.63
11	체중	26.05	27.25	29.23	33.01	38.03	44.15	50.89	55.58	58.96
	키	130.28	131.77	134.08	138.02	142.49	147.07	151.30	153.87	155.55
12	체중	29.09	30.51	32.85	37.29	43.08	49.98	57.38	62.43	66.00
	키	135.32	136.93	139.45	143.77	148.71	153.82	158.58	161.49	163.41
13	체중	32.82	34.41	37.03	41.95	48.31	55.82	63.77	69.14	72.91
	키	141.00	142.85	145.68	150.43	155.68	160.92	165.64	168.45	170.28
14	체중	37.12	38.78	41.52	46.66	53.32	61.18	69.52	75.18	79.16
	키	147.37	149.52	152.70	157.67	162.75	167.47	171.45	173.73	175.17
15	체중	41.64	43.27	45.97	51.06	57.69	65.61	74.14	80.00	84.17
	키	153.76	155.88	158.92	163.52	168.06	172.13	175.48	177.36	178.54

연령(만)		3%	5%	10%	25%	50%	75%	90%	95%	97%
16	체중	45.87	47.42	49.97	54.80	61.15	68.85	77.30	83.23	87.50
	키	159.07	160.72	163.17	167.04	171.04	174.79	177.97	179.80	180.96
17	체중	49.25	50.70	53.09	57.64	63.63	70.94	79.07	84.82	89.02
	키	161.99	163.31	165.34	168.71	172.43	176.13	179.44	181.41	182.69
18	체중	51.32	52.74	55.08	59.48	65.23	72.19	79.84	85.22	89.11
	키	162.80	164.08	166.05	169.39	173.13	176.91	180.36	182.44	183.80

표준성장표(여자)

체중(kg)/키(cm)

연령(만)		3%	5%	10%	25%	50%	75%	90%	95%	97%
1	체중	7.70	7.93	8.28	8.89	9.60	10.35	11.07	11.51	11.80
	키	70.33	71.02	72.08	73.87	75.89	77.92	79.78	80.90	81.63
2	체중	9.79	10.04	10.45	11.18	12.07	13.05	14.02	14.65	15.08
	키	80.14	80.89	82.08	84.12	86.47	88.93	91.23	92.65	93.60
3	체중	11.37	11.65	12.10	12.92	13.93	15.09	16.26	17.04	17.57
	키	86.67	87.56	88.96	91.33	94.02	96.78	99.33	100.87	101.89
4	체중	13.07	13.37	13.85	14.74	15.87	17.19	18.59	19.54	20.21
	키	93.74	94.66	96.08	98.51	101.28	104.11	106.73	108.33	109.38
5	체중	14.82	15.14	15.67	16.67	17.98	19.57	21.32	22.56	23.47
	키	100.26	101.21	102.69	105.21	108.06	110.95	113.62	115.23	116.28
6	체중	16.42	16.80	17.44	18.64	20.24	22.24	24.53	26.20	27.45
	키	105.99	107.01	108.59	111.26	114.26	117.29	120.06	121.73	122.83
7	체중	17.87	18.34	19.13	20.65	22.69	25.27	28.26	30.48	32.15
	키	111.02	112.10	113.79	116.66	119.91	123.24	126.31	128.17	129.39
8	체중	19.32	19.92	20.93	22.87	25.49	28.79	32.59	35.39	37.48
	키	115.60	116.76	118.57	121.68	125.28	129.03	132.55	134.72	136.15
9	체중	21.05	21.82	23.09	25.52	28.80	32.88	37.52	40.86	43.32
	키	120.12	121.38	123.37	126.81	130.79	134.96	138.88	141.30	142.91
10	체중	23.31	24.24	25.80	28.77	32.71	37.55	42.91	46.69	49.43
	키	125.03	126.45	128.67	132.48	136.87	141.43	145.71	148.33	150.06

연령(만)		3%	5%	10%	25%	50%	75%	90%	95%	97%
11	체중	26.18	27.29	29.12	32.59	37.13	42.58	48.49	52.57	55.47
	키	130.66	132.26	134.73	138.91	143.60	148.36	152.70	155.31	157.02
12	체중	29.58	30.83	32.89	36.76	41.74	47.61	53.84	58.06	61.03
	키	136.84	138.59	141.24	145.54	150.14	154.58	158.47	160.74	162.19
13	체중	33.23	34.57	36.77	40.87	46.08	52.14	58.48	62.71	65.67
	키	142.75	144.44	146.96	150.94	155.09	158.97	162.30	164.20	165.41
14	체중	36.74	38.10	40.33	44.44	49.66	55.69	61.95	66.13	69.04
	키	147.15	148.56	150.68	154.14	157.83	161.38	164.48	166.28	167.44
15	체중	39.72	41.02	43.15	47.09	52.10	57.93	64.04	68.15	71.03
	키	149.40	150.61	152.48	155.60	159.07	162.55	165.69	167.56	168.78
16	체중	41.90	43.09	45.04	48.69	53.37	58.91	64.83	68.88	71.76
	키	150.27	151.44	153.24	156.30	159.74	163.24	166.44	168.37	169.63
17	체중	43.25	44.34	46.11	49.45	53.80	59.02	64.75	68.76	71.65
	키	150.77	151.94	153.74	156.79	160.23	163.74	166.95	168.89	170.17
18	체중	44.06	45.07	46.73	49.87	53.97	58.96	64.49	68.41	71.28
	키	151.33	152.46	154.22	157.21	160.61	164.09	167.31	169.26	170.55

지 은 이

노영호(한의학박사)

둘리한의원 네크워크의 대표원장이며 동의대 한의과대학 외래교수를 역임했다. 한의사로서 어린이들의 자연치유력과 면역력을 키우는 한의학적 방법을 모색하고 어린이들에게 흔한 감기와 비염, 피부질환 등의 치료 뿐 아니라 비만과 성장 관리에도 집중하고 있다. Food TV의 〈의식동원〉이라는 프로그램 등을 통해 한의학의 대중화와 한의학에 대한 편견을 바로잡는 데에도 힘쓰고 있다.
홈페이지 : www.dooly10.com

정춘근

경희대 한의과대학을 졸업하고 한의학박사를 취득했다. 대한한방소아과학회, 대한한방비만학회, 대한총명학회 회원으로 활동했다. 현재 둘리한의원 인천 옥련점 원장이다.

신창현

경희대 한의과대학을 졸업하고 삼대한의원, 불로한의원의 원장을 지냈으며 현재 둘리한의원 인천 검단점 원장이다.

김진욱

대구한의과대학을 졸업하고 김포 코비한의원 원장을 지냈으며 현재 둘리한의원 부평 삼산점 원장을 맡고 있다.

장대민

대구한의과대학을 졸업하고 대전대학교부속 한방병원에서 수련했으며 수원 윤한의원 부원장, 해운대 코비한의원 원장을 지냈고 현재 둘리한의원 안산점 원장을 맡고 있다.

최창웅

대구한의과대학을 졸업하고 경산 경담한의원 원장을 지냈으며 현재 둘리한의원 시흥점 원장을 맡고 있다.

우리집에 꼭 있어야 할
건강분야 베스트셀러!

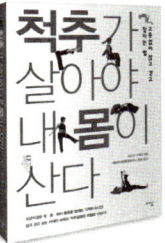

앉고 걷는 자세만 바꿔도 척추질환은 저절로 낫는다!

당신이 만약 만성적인 목, 어깨, 등, 허리 통증을 앓고 있다면 지금 당장 자세를 바꿔라! 이 책은 통증 없이 자연스러운 자세로 살아가는 사람들의 노하우를 바탕으로 고대 인류의 지혜를 찾아 집대성한 기념비적 저서다. 이 책은 수술이나 복잡한 운동법에 의존하지 않고 자세와 동작을 바꿈으로써 척추 건강을 개선하는 혁신적인 방법을 제시한다.

에스더 고케일 지음 | 최봉춘(세연통증클리닉) 옮김 | 값 17,000원

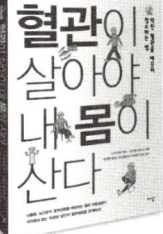

침묵의 살인자? 혈관질환을 경계하라!

고혈압, 당뇨, 고지혈, 흡연 등으로 인해 혈관 내에 찌꺼기가 쌓이면 혈관 벽이 단단해지고 두꺼워진다. 탄력을 잃은 혈관은 심근경색, 뇌졸중, 혈류장애와 같은 혈관질환을 유발하고 심해지면 죽음으로 이어질 수 있다. 지금 당장 혈관 나이를 점검하고 '젊은 혈관'으로 만드는 식이요법, 체조 생활습관을 배워보자.

다카자와 겐지 지음 | 한경훈(제주 한국병원) 감수 | 값 12,000원

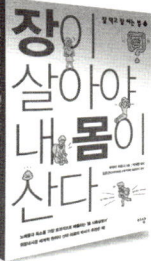

내 몸을 병들게 하는 노폐물, 24시간 안에 배출하라!

장 기능을 계속 무력화하는 생활습관, 건강하지 못한 음식물 섭취가 대장암, 변비, 치질을 유발하고 우리 몸에 꼭 필요한 영양의 흡수나 전달을 저해한다. 몸속에 들어온 음식물은 24시간 이내에 몸 밖으로 배출되는데 이 시간이 짧고 규칙적일수록 좋다. 이 책은 바쁜 현대인들에게 '잘 먹고 잘 싸는' 법을 알려줄 것이다.

무라타 히로시 지음 | 김은선(고려대의료원) 감수 | 값 12,000원

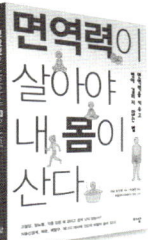

100살까지 건강하게 사는 비결! 과로·분노·근심을 멀리하라

건강은 어느날 갑자기 나빠지지 않는다. 잘못된 생활습관, 근심과 과로가 오랫동안 이어지면 면역력이 약해지고 병에 걸리는 것이다. 그렇다면 어떻게 해야 면역력을 강화할 수 있을까? 이 책은 자율신경계, 체온, 백혈구, 에너지대사를 통해 면역력 강화법을 소개한다. 고혈압, 당뇨병, 각종 암과 같은 질병의 해법은 면역력 안에 있다!

아보 토오루 지음 | 박용우(리셋클리닉 원장) 감수 | 값 13,000원

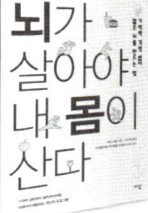

건망증과 기억력 감퇴는 알츠하이머·치매의 위험신호!

인간의 뇌는 20대부터 노화가 시작된다. 알츠하이머병이나 치매가 발병할 때쯤이면 환자의 뇌는 이미 손상된 상태다. 뇌의 노화는 자연스러운 현상이 아니라 질병이다! 이 책은 '젊고 쌩쌩한 뇌'를 만드는 법을 알려줄 것이다. 이 책이 제시하는 프로그램을 빨리 시작할수록 더 오래 젊고 건강한 뇌를 유지할 수 있다.

개리 스몰 지음 | 이재홍(서울아산병원) 감수 | 값 14,000원

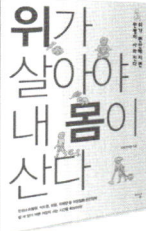

소화시간을 단축해야 위가 튼튼하고 편해진다!

위에 들어온 음식물은 대부분 2~6시간 이내에 위를 통과해야 한다. 제대로 씹지 않은 음식물, 밀가루 음식, 인스턴트식품 등이 오랫동안 위에서 정체되면 위는 과부하가 걸린다. 결국 속쓰림, 만성소화불량, 체증, 위염, 식도염, 위궤양 같은 온갖 위장질환들이 뒤따른다. 이 책은 바로 만성적인 소화불량에 시달리는 사람들을 위해 명쾌한 위 건강법을 제시한다.

이승후(위튼한의원) 지음 | 값 13,000원

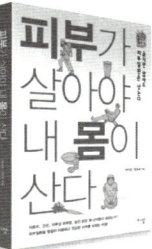

아토피·건선·습진·지루성피부염 같은
난치성 질환의 해법을 찾다!

병원에서 처방받는 스테로이드 연고는 일시적으로 피부의 염증을 가라앉혀줄 뿐이다! 피부질환을 극복하기 위해서는 스테로이드 연고에 의존하지 말고 보다 근본적인 해법을 찾아야 한다. 이 책은 원인이 명확하지 않은 난치성 피부질환의 해법을 제시한다.

박치영·유옥희 지음 | 값 14,500원